SUR

# LA PÉRITONITE AIGUE

## GÉNÉRALISÉE

### COMPLIQUANT LES KYSTES DE L'OVAIRE

PAR

## F.-A. HÜE

Docteur en médecine de la Faculté de Paris,
Ancien interne des hôpitaux de Paris,
Membre correspondant de la Société anatomique et de la Société clinique.

PARIS

A. DELAHAYE et E. LECROSNIER, LIBRAIRES-ÉDITEURS

2, PLACE DE L'ÉCOLE-DE-MÉDECINE

—

1883

# LA PÉRITONITE AIGUE

## GÉNÉRALISÉE

### COMPLIQUANT LES KYSTES DE L'OVAIRE

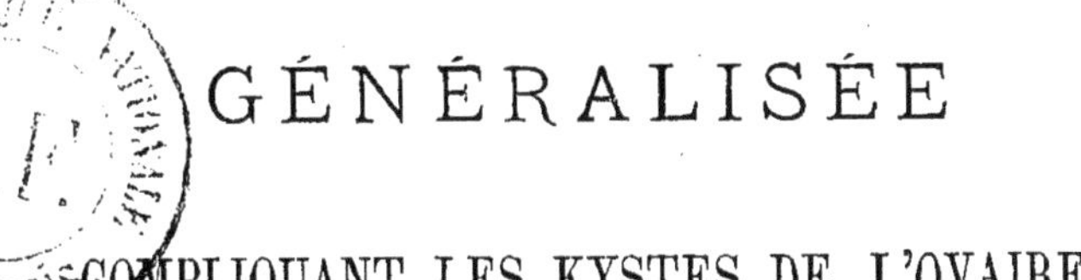

PAR

## F.-A. HUE

Docteur en médecine de la Faculté de Paris,
Ancien interne des hôpitaux de Paris,
Membre correspondant de la Société anatomique et de la Société clinique.

---

PARIS

A. DELAHAYE et E. LECROSNIER, LIBRAIRES-ÉDITEURS

2, PLACE DE L'ÉCOLE-DE-MÉDECINE

1883

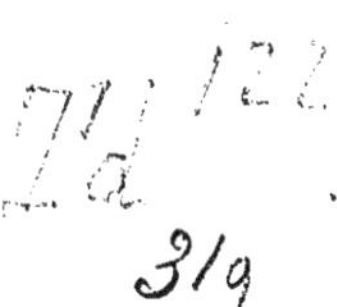

# SUR LA PÉRITONITE AIGUË GÉNÉRALISÉE

## COMPLIQUANT LES KYSTES DE L'OVAIRE

---

## AVANT-PROPOS.

L'étude des kystes de l'ovaire, de leurs complications, des indications et des contre-indications de l'ovariotomie a été l'objet, depuis une vingtaine d'années, de travaux nombreux et étendus tant de la part des chirurgiens français que des chirurgiens étrangers ; aussi la littérature médicale contemporaine offre-t-elle sur ce sujet une richesse de faits que l'on rencontrerait difficilement, croyons-nous, pour tout autre point de la science. Néanmoins, ayant eu à observer récemment, dans le service de M. le D$^r$ Tillaux, dont nous avons l'honneur d'être l'interne, un cas de kyste de l'ovaire compliqué de péritonite aiguë généralisée pour lequel l'ovariotomie fut pratiquée et suivie de guérison, nous n'avons pu, malgré nos recherches, trouver que de rares observations analogues ; il nous a donc semblé utile, à l'occasion de notre thèse inaugurale, de rassembler ces observations et de nous efforcer d'en tirer des conclusions pratiques, en les appuyant sur l'opinion des auteurs les plus connus.

Nous ne traiterons que de la *péritonite aiguë généralisée* compliquant les kystes de l'ovaire, laissant de côté l'étude, tant de fois si bien faite, des péritonites partielles et de la péritonite chronique, qui font pour ainsi dire partie du cortège obligé et de la marche de ces productions morbides. Nous n'avons de même aucunement l'intention d'envisager la péritonite aiguë généralisée, ni les accidents péritonéaux qui surviennent à la suite de l'ablation des kystes de l'ovaire et qui se rattachent aux accidents de l'ovariotomie.

Réduit à ces proportions modestes, notre travail comprendra plusieurs parties ; nous étudierons d'abord les conditions dans lesquelles survient cette complication et les causes qui la déterminent directement. Il nous faudra dès lors toucher à l'étude des ponctions exploratrices ou faites dans un but curatif, ainsi qu'à celle des ruptures spontanées des kystes, des torsions du pédicule, des suppurations d'une poche, etc. Dans une seconde partie, nous aborderons l'étude des symptômes, du pronostic et du diagnostic. Dans une troisième, celle des indications thérapeutiques et des déductions qui en découlent.

Notre maître, M. Tillaux, n'a cessé de nous prodiguer ses conseils et ses enseignements pendant l'année que nous venons de passer près de lui ; qu'il veuille bien recevoir l'hommage de ce travail dont il a été le promoteur, bien faible hommage pour toute la gratitude que nous lui gardons.

Nous devons aussi pareil tribut de reconnaissance à notre autre maître, M. Péan, dont la compétence sur le sujet que nous avons abordé est bien connue de tous.

Enfin, que M. le professeur Léon Le Fort veuille bien être assuré que nous lui sommes profondément dévoué et pour l'expérience que nous avons pu acquérir près de lui comme interne et pour avoir accepté la présidence de cette thèse.


## ÉTIOLOGIE.


Bien des kystes de l'ovaire évoluent entièrement, c'est-à-dire se manifestent et s'accroissent jusqu'au point de rendre l'existence impossible par suite de leur énorme développement, sans s'accompagner nécessairement de péritonite aiguë généralisée. Quelques-uns semblent n'avoir qu'un retentissement très faible, sinon nul, sur la nutrition du péritoine; beaucoup d'autres déterminent par leur présence et mieux par leur nature maligne un état d'inflammation chronique qui se traduit par de l'ascite concomittante; beaucoup encore offrent dans leur existence des poussées de péritonites circonscrites plus ou moins aiguës d'où naissent les adhérences trop souvent multiples, si justement redoutées des opérateurs et dont les causes sont souvent les mêmes que celles de la péritonite aiguë généralisée. Ce n'est donc que le petit nombre qui s'accompagne de la complication qui nous occupe, ainsi qu'en témoigne d'ailleurs le peu d'observations qu'il nous a été possible de recueillir. Les causes de l'inflammation aiguë du péritoine habité par un kyste de l'ovaire sont assez variées.

Il serait banal d'invoquer comme cause prédisposante l'état d'affaiblissement dans lequel la tumeur, par la déviation de la nutrition et la gêne mécanique, a pu plonger la patiente et la rendre de moindre résistance ; de même certaines prédispositions individuelles. Bien plus importantes sont la nature de la tumeur et les qualités du liquide kystique.

Enumérons de suite les causes directes : *la ponction* suivie ou non d'injections modificatrices de la poche, ou de passage d'un séton ou d'un drain ; les *ruptures spontanées ou traumatiques* ; la *torsion du pédicule* ; la *suppuration d'une des loges kystiques* amenant une inflammation aiguë généralisée de voisinage, ou enfin pour des cas excessivement rares et qu'il est permis de supposer, sans que nous en ayons rencontré d'exemples, le *froid.*

*Ponctions, injections iodées, drainage, etc.* — La ponction peut être faite de trois façons : à travers la paroi abdominale, par le vagin, par le rectum. La ponction abdominale est de beaucoup la plus fréquemment employée; c'est elle que nous envisagerons tout d'abord. Rappelons aussi qu'elle peut être exploratrice ou palliative, ou bien encore faite dans le but d'amener la guérison complète et alors simple, ou suivie d'injections modificatrices ou de passage de sétons, de drains destinés à faire suppurer la poche pour assurer son retrait..

L'opportunité de la ponction exploratrice a depuis longtemps été discutée, admise ou niée tour à tour suivant les auteurs, précisément à cause des faits dans lesquels cette ponction est devenue la déterminante immédiate d'une péritonite. Depuis Stilling qui dit que : « aucun chirurgien ne devrait ponctionner un kyste de l'ovaire, que la ponction est un crime », jusqu'à Spencer Wells qui déclare que, lorsque la mort survient après une ponction, celle-ci est tout à fait innocente, et Zweifel qui la recommande dans tous les cas comme moyen de diagnostic, on peut trouver pour ainsi dire toutes les opinions intermédiaires. Il convient d'ajouter que les partisans les plus autorisés de la ponction recommandent de se tenir prêt, dès qu'on la pratique, à remédier à tous les inconvénients qui peuvent en résulter, et principalement à la péritonite, au moyen de l'ovariotomie.

« La ponction exploratrice, dit Zweifel (Centralblatt für Gynæcologie, février 1883), a encore plus d'avantages que d'inconvénients, surtout si on compare ces inconvénients à ceux qui pourraient résulter des erreurs de diagnostic que l'on évite par la ponction. »

Dans tous les cas, les dangers de la ponction, comme d'ailleurs ceux de la rupture, viennent de l'introduction dans la cavité péritonéale des liquides contenus dans le kyste. Cette issue des liquides dans le péritoine tient non seulement à la façon dont la ponction est faite, mais encore et surtout à la nature des parois de la poche kystique. On conçoit que l'ouverture reste plus facilement béante quand le trocart a dû traverser des tissus friables et inextensibles, qui se sont plutôt déchirés devant la pointe qu'écartés devant elle. Un trocart trop volumineux amène un résultat analogue. L'évacuation incomplète d'une poche ponctionnée favorise encore l'issue des matières dans le péritoine. On a accusé de même, à juste titre, les manipulations et les pressions maladroites sur l'abdomen dans le but de favoriser la sortie du liquide.

Delveaux cite le cas d'un kyste multiloculaire qui fut ponctionné et se compliqua d'une péritonite rapidement mortelle ; on en trouva l'explication dans ce fait que le trocart avait traversé trois poches, en blessant en même temps le péritoine qui les tapissait en six endroits différents : « Les blessures du péritoine viscéral, fait-il observer, sont plus graves que celles du péritoine pariétal. »

Nous inclinons à penser, avec Gallez, à qui nous empruntons cette observation, que, dans ce cas, le danger est venu de ce que l'instrument a eu toutes les facilités désirables pour abandonner au moins une poche dont le liquide s'est épanché au dehors.

C'est afin d'éviter cet épanchement que la plupart des auteurs conseillent actuellement l'emploi de la méthode aspiratrice (Zweifel), et qu'Hofmokl, pendant l'évacuation, jetait une ligature à nœud spécial, dont il donne la description, pour fixer le trocart aux parois du kyste (Wiener med. Press., 1868).

Nous avons déjà dit combien était importante, au

point de vue de la pathogénie de la péritonite, la nature
du liquide épanché. Tous les auteurs sont d'accord sur
ce point. Les liquides clairs, limpides, séreux, ne contenant aucune particule solide, ou que peu de particules
solides en suspension, semblent complètement innocents. On sait que les kystes paraovariques sont de ce
genre (Duplay), et comme d'un autre côté leur paroi
est souvent plus mince que celle des kystes vrais de
l'ovaire, on peut leur rapporter un certain nombre de
guérisons par rupture spontanée. C'est une pareille
évolution des kystes à contenu séreux qui a fait proposer de traiter les tumeurs uniloculaires par l'incision
sous-cutanée.

Les kystes hydatiques rentrent, jusqu'à un certain
point, dans les conditions des kystes paraovariques;
néanmoins ils siègent très rarement dans l'ovaire
(Charcot), et il est probable que l'issue dans l'abdomen
du liquide qu'ils contiennent exposerait, sinon à une
péritonite, du moins à ces poussées d'urticaire qui ont
été signalées pour les kystes hydatiques du foie.

Les contenus séreux et inoffensifs sont malheureuse-
ment les plus rares dans les kystes de l'ovaire, de
même que sont rares les tumeurs uniloculaires; plus ces
contenus deviennent épais, visqueux, filants, colorés
par le sang épanché, plus ils deviennent dangereux.
Les liquides purulents tiennent le premier rang comme
malignité, que cette purulence soit spontanée, ou qu'elle
ait été provoquée par des ponctions antérieures avec ou
sans entrée de l'air dans la cavité kystique. Il en est
d'ailleurs, dans ces cas, comme de toute irruption de

pus dans une séreuse quelconque. Ici du moins on conçoit facilement l'irritation qui est produite sur le péritoine envahi, que l'on invoque la spécificité du pus ou l'existence de microbes infectieux. Il est plus difficile de se rendre compte de l'action des liquides simplement épais et filants. Cette action semble d'ailleurs variable, non seulement avec le liquide, mais encore avec les malades.

Les deux observations suivantes dues à *Reuss* (Arch. für Gynækologie, 1862) montrent que des liquides pathologiques, presque identiques au point de vue chimique et microscopique, peuvent exercer sur le péritoine une action très différente :

Dans le premier cas, il s'agit d'une femme de 45 ans qui se présenta à l'auteur, au mois de juillet 1876, avec un kyste ovarique de la grosseur d'une tête d'enfant. L'apparition de ce kyste remontait à deux ans. Seize fois déjà, il s'était ouvert spontanément dans l'abdomen, entraînant chaque fois des phénomènes plus ou moins graves, ballonnement, oppression ; mais qui, dans aucun cas, n'étaient allés jusqu'à la péritonite. L'auteur eut l'occasion d'observer une de ces ruptures spontanées (la 17e) qui se produisit deux jours après l'entrée de la malade à l'hôpital ; il constata la présence du liquide dans les deux hypochondres et la disparition de la tumeur. Une ponction exploratrice, faite un mois après (17 août), donna un litre de liquide, qui fut analysé et examiné au microscope.

L'ovariotomie fut pratiquée le 19 septembre : une hémorrhagie profuse s'étant produite pendant qu'on cherchait à détacher la tumeur de ses adhérences avec l'utérus, l'opérateur dut recourir à l'application sur l'utérus d'une double ligature métallique avec le serre-nœud de Kœberlé et à l'amputation de l'utérus. La malade fut emportée, le douzième jour après l'opération, par une péritonite purulente.

Le second cas concerne une femme de 50 ans, atteinte également de kyste de l'ovaire. Une ponction exploratrice faite avec l'appareil de Potain et les précautions de Lister entraîna chez cette malade une violente péritonite. Le liquide examiné ne différait de celui du premier kyste que par une légère augmentation du poids spécifique et de la quantité de cholestérine. Cependant la péritonite qui suivit la ponction était certainement due à la pénétration dans la cavité péritonéale d'une faible quantité de ce liquide.

Dès que la sensibilité de l'abdomen fut calmée, l'ovariotomie fut pratiquée. On trouva de chaque côté du kyste une collection purulente à odeur très fétide, du volume du poing ; la portion du kyste correspondant à l'espace de Douglas et à la paroi postérieure de l'utérus était tellement adhérente qu'il fallut l'abandonner. Un tube à drainage fut introduit par le vagin dans la partie la plus profonde de l'espace de Douglas ; deux autres tubes furent placés dans chacune des cavités purulentes, et les trois tubes fixés à l'angle inférieur de la plaie abdominale. L'irrigation permanente avec une solution salicyliquée au 1/300 et à 26-28° R. fut installée immédiatement après l'opération et continuée pendant 15 jours.

Le maximum de température, 38°,7, fut atteint le sixième jour; la convalescence ne présenta aucune complication. Quatre mois et demi après l'opération, la guérison était complète, et la santé n'a pas été troublée
depuis un an.

On voit en effet que, chez la première malade, la
rupture spontanée du kyste et la ponction consécutive
du péritoine ne furent suivies d'aucun accident et que
la mort ne survint qu'après l'ovariotomie pratiquée
beaucoup plus tard. Tandis qu'un liquide presque iden-
tique, épanché à la faveur d'une ponction, en très
petite quantité dans le péritoine suffit pour amener une
violente péritonite qui mit les jours de la seconde malade
en danger.

Doit-on incriminer le trocart? Faut-il voir dans les cas
où se développe la péritonite l'introduction de germes
nocibles par l'instrument? Les faits de péritonites semblables, succédant à des ruptures spontanées, nous pa-
raissent répondre non, dans bien des cas.

Le contenu des kystes dermoïdes semble ne le céder
en rien comme nocuité à celui des cysto-épithéliomes.
On comprend mieux comment la présence de matériaux
solides dans le péritoine: cheveux, masses graisseuses
concrètes, etc., est susceptible d'amener une inflammation suraiguë; l'observation de Zweifel que nous résumons plus loin en est un bel exemple et il est possible
que, dans le cas qu'il nous a été donné d'observer, la
présence de cheveux dans le kyste n'ait pas été étran-
gère à la production de la péritonite, sans préjudice de

la malignité qui paraîtrait particulière aux liquides accompagnant ces produits dermoïdes.

A côté de l'introduction du contenu des kystes dans le péritoine, la ponction expose à la blessure d'un vaisseau veineux, cause d'hémorrhagie intra-abdominale, ou bien encore à la piqûre de l'intestin ou de la vessie, de cette dernière surtout quand on ponctionne sur la ligne blanche, comme le pratiquent les Anglais, et que l'ouraque est resté perméable sur une certaine hauteur. Ces complications permettent l'épanchement dans l'abdomen de matières septiques et l'on sait combien rapide et violente est le plus souvent la péritonite qui succède à la rupture de l'intestin et de la vessie.

Jusqu'ici nous n'avons envisagé que la ponction exploratrice avec ou sans aspiration, les mêmes remarques s'appliquent nécessairement à la ponction faite dans le but de guérir les kystes.

« La péritonite rapide, suraiguë, emportant la malade dans les 24 heures, dit Courty (Traité des maladies de l'utérus et de ses annexes), peut être causée par l'épanchement d'une partie du kyste dans le péritoine. Cet épanchement peut arriver, malgré les précautions prises et la compression la mieux faite, lorsque la tumeur est un cysto-sarcome multiloculaire et que les bosselures saillantes dans la principale poche, dont on a évacué le contenu, empêchent les parois de cette poche d'être appliquées exactement par le bandage compressif contre la paroi abdominale ».

Le docteur Palmer, dans une intéressante communication faite à la « Cincinnaty obstetrical Society » dans la

séance du 11 avril 1878, donne les mêmes conclusions
et cite la péritonite comme le plus grand danger à redouter après la ponction des kystes de l'ovaire, insistant
sur l'exquise sensibilité du péritoine pour les corps
étrangers et sur la nocuité particulière du contenu des
kystes multiloculaires.

La ponction, même avec aspiration, n'est donc pas
une opération aussi inoffensive qu'on pourrait le croire.
D'après Fock, de Berlin, sur 132 cas de ponctions pour
des kystes de l'ovaire, on compte 25 morts en quelques
jours ; et d'après Southam sur 20 autres cas, 4 ont eu
aussi une terminaison rapidement funeste. Sur 130 cas,
Kiwisch a compté 17 0/0 de morts en quelques jours.
Le docteur Peaslee pense que l'on ne doit jamais ponctionner un kyste de l'ovaire multiloculaire sans être
prêt à faire l'ovariotomie dans les 24 heures suivantes.
Nous verrons que la plupart des auteurs Anglais,
Lawson Tait, entre autres, sont de cet avis. Le docteur
Luck, de New-York, a rapporté au congrès médical de
cette ville, en 1877, deux cas de ponction des kystes de
l'ovaire, à l'aide de l'aspirateur, suivis de péritonite et
de mort en 24 heures. Bref il serait facile de multiplier
les exemples si nous avions entrepris le procès de la
ponction. Tel n'est pas notre but qui est simplement
d'indiquer le principal danger qu'elle fait courir, afin
de bien établir le moyen d'y remédier.

La ponction par le vagin, préconisée par Scanzoni et
par Kiwisch, s'accompagne plus souvent de l'imflamma-
tion du kyste que la ponction abdominale, au dire de
Spencer Wells, parce qu'il est plus difficile d'empêcher

la pénétration de l'air ; or la suppuration du kyste est
une cause fréquente de suppuration du péritoine. Spencer Wells ne cite cependant dans ses ouvrages aucune
observation où la péritonite ait eu pour cause une
ponction vaginale.

Quant à la ponction par le rectum, elle expose au
moins autant que la précédente à l'inflammation de la
séreuse par suite de pénétration dans le kyste des gaz
intestinaux. A la suite des ponctions simples il convient
d'incriminer, dans l'étiologie de la péritonite les ponctions suivies d'injections modificatrices : gaz acide
sulfureux (Spencer Wells), vin chaud, solution de nitrate
d'argent, solution faible de potasse caustique ou de
teinture de cantharides, ou d'un sulfate alcalin (Gritti),
enfin teinture d'iode. On sait les beaux succès que M.
Boinet a dus à cette dernière méthode dont il a été le
promoteur le plus autorisé ; néanmoins elle rentre dans
notre cadre étiologique et peut déterminer la péritonite,
soit indirectement en faisant suppurer le kyste, soit
directement par l'épanchement dans le péritoine du
liquide irritant destiné au kyste. Mêmes remarques
pour la ponction suivie du passage d'un séton, d'un
tube à drainage, ou d'une canule à demeure.

L'incision et l'excision, parfois faites dans le but de
laisser écouler dans le péritoine le contenu du kyste,
exposent à des accidents de péritonite suraiguë alors
même qu'elles ne sont destinées qu'à faire suppurer la
poche.

Nous laissons de côté cependant les ovariotomies
incomplètes, après lesquelles une péritonite survenant

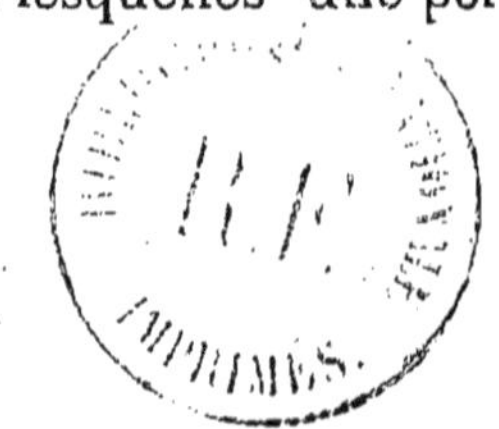

ne saurait être traitée par une opération qui, une première fois, n'a pu être menée à bien, pour n'envisager que les cas où l'incision et l'excision sont pratiquées dans le but d'agrandir l'ouverture d'un trocart trop étroit pour laisser passer le contenu kystique: viscosités, graisse, cheveux, etc. L'incision sous-cutanée destinée à mettre le kyste dans les conditions où il se trouverait s'il se rompait spontanément est une cause du même genre.

Il convient encore de rapprocher de la ponction simple la ponction préalable pour le traitement du kyste par l'électricité.

Tieber (Amer Journ. of obtetrics 1876) recommande en effet l'électrolyse par cette méthode; et Flies (New-York med. Journ. janvier 1877) rapporte le fait suivant que nous résumons : kyste de l'ovaire, ponction avec un trocart huilé, la canule reste dans la paroi abdominale ; une aiguille d'acier reliée au pôle cuivre d'une pile galvanique est introduite à travers la canule, le pôle zinc appliqué sur le côté gauche de l'abdomen.

5 séances de 8 minutes à une demi-heure; amélioration (?).

Soudain, sans cause connue, défaillance, douleurs dans l'abdomen, distension du ventre, augmentation de la tumeur; 4 jours après vomissements stercoraux, signes de péritonite qui en 4 jours amène la mort.

Lemelder, dans une séance de la société obstétricale de New-York, a relaté une observation où la malade traitée par l'électricité, c'est-à-dire une seule aiguille d'acier enfoncée dans l'abdomen, fut enlevée par une

péritonite. Le kyste, énorme, mesurait plus de 150 centimètres en circonférence, et avait été ponctionné à deux
reprises, le dixième et le onzième jour avant l'application des courants. Au bout de 12 applications d'électricité la malade s'affaissa rapidement et mourut sans
accuser de douleurs. L'autopsie montra l'existence d'une
péritonite qui partait du point où le médecin avait
enfoncé une fois les deux aiguilles dans la paroi, et avait
fait passer un courant durant 8 minutes ; au lieu d'application de l'aiguille négative était une eschare de la
peau mesurant 1/2 cent. ; au pôle positif on ne voyait
qu'une plaque brune sèche, légèrement brulée. Dans
plusieurs point où on avait pratiqué des ponctions il
s'était formé de petites adhérences. Le contenu du kyste
était partiellement coagulé en filaments blanchâtres et
en dépôts floconneux.

La seconde ovariotomie pratiquée à Paris par notre
maître M. Péan, le fut chez une femme qui, traitée par
l'électricité, avait été en proie, à chaque application, à
des poussées de péritonite aiguë (observation III).


*Rupture des kystes.* — Tout aussi bien que la ponction,
la rupture du kyste est une cause fréquente de péritonite au cours de l'évolution des tumeurs ovariennes.
Cette rupture peut être due à deux grandes causes : le
traumatisme, l'altération des parois kystiques.

La rupture par traumatisme a lieu le plus souvent
par l'action d'un vomitif, les secousses que produit la
toux, l'action de se baisser, des efforts violents, un

Hue.                                                      2

accès de rire et même pendant la grossesse et l'accouchement. Les coups sur l'abdomen, de quelque façon
qu'ils se produisent, exposent évidemment aussi à la
rupture. Les chutes sont les plus fréquentes des causes.

Au reste ces ruptures sont naturellement favorisées
par des altérations préalables des parois kystiques dues
à l'inflammation ou la transformation épithéliale ou
graisseuse d'un point de la paroi.

La coïncidence de la fièvre traumatique chez une
accouchée, quelquefois d'une véritable septicémie puerpérale, avec un kyste de l'ovaire qui a été déjà plus ou
moins lésé par les violence du travail de l'accouchement,
expliquent comment l'inflammation et la suppuration du
kyste peuvent se produire dans ces circonstances.

Parfois même la rupture de la tumeur n'est qu'une
complication ultime ; ainsi dans l'observation de Thi-
bault l'accouchement a lieu le 4 avril ; le 5, la péritonite commence ; le 11 la malade meurt. Le kyste sup-
puré offrait deux orifices, il y avait du pus dans les
lymphatiques jusqu'au canal de Pecquet. La septicémie
était nettement ici la cause dominante de la mort
(Nepveu, *An. gyn.* 1875).

Jenkins (*Amer. Jour of obst.*) cite le fait d'un enfant
de 3 ou 4 mois qui eut une péritonite aiguë par suite
de la rupture d'un kyste de l'ovaire.

Un cas bien remarquable est celui que rapporte Cho-
lak dans la clinique d'Oppolger, d'une femme de 45 ans
qui souffrait de métrite chronique avec hémorrhagies
et ulcération du col : elle mourut en cinq jours avec
les symptômes d'une péritonite par perforation qui

s'était développée subitement. L'autopsie fit découvrir
un kyste de l'ovaire droit gros comme une aveline, dur
et présentant une ouverture grande comme un grain de
millet, à bords aplatis.

Mayne cite l'exemple d'une femme qui portait une
tumeur ovarique depuis vingt ans sans le moindre incon-
vénient, lorsque la terminaison se fit brusquement et
mortellement par péritonite : le kyste avait des parois
calcaires, comme osseuses et présentait, à un endroit où
manquait la matière calcaire, un abcès avec ouverture
dans le péritoine (Dublin, *Hospital Gazette*, 1854).

La rupture des kystes de l'ovaire est loin d'amener
fatalement la péritonite généralisée ; elle peut être un
mode de guérison spontanée (V. Gallez), c'est même ce
qui avait fait proposer aux anciens de traiter les kystes
de l'ovaire par un coup de maillet sur l'abdomen. Comme
pour la ponction, la nature du liquide joue probable-
ment un grand rôle dans la pathogénie des accidents,
et il est permis de penser que beaucoup de ces kystes,
ainsi guéris par rupture spontanée, sont des kystes uniloculaires à contenu séreux, pour ne pas dire des kystes
paraovariques. Au lieu d'être aiguë et généralisée la
péritonite est alors chronique et localisée, la résorption
plus ou moins rapide du liquide a lieu et la tumeur
disparaît pour toujours. Par contre, la rupture détermine parfois la mort subite dans le collapsus, avant que
la péritonite n'ait eu le temps de se manifester. Enfin
la péritonite peut se localiser dès le début, amener la
formation d'adhérences entre le kyste et les organes

voisins grâce auxquelles le contenu pourra se déverser dans ces organes : intestin, vessie, etc.

Reuss a pu assister à la 17ᵛ rupture d'un kyste sans constater aucun accident ; les 16 ruptures antérieures s'étaient de même passées sans encombre. D'un autre côté, Boinet a soigné une femme qui, ayant eu son kyste rompu d'un coup de pied, fut en proie à une violente péritonite dont elle guérit cependant. Il en fut de même dans une observation de Raborg (New-York, *Med. Jour.*).

Le cas rapporté par Voillez à la Société médicale des hôpitaux (1856) fut plus malheureux, et la malade succomba après la rupture d'une poche déterminée par les pressions qu'exerçait le médecin pour favoriser l'évacuation d'une autre poche qu'il avait ponctionnée.

Pour Hugue Bennet, la rupture devrait être prévue chaque fois que le kyste est le siège de douleurs vives dues à un travail ulcératif. Cette complication redoutable serait encore à craindre chaque fois, dit Chadwick (Boston, *Med. and chir. Jour.*, nov. 1878), que l'on rencontre du pus dans le liquide extrait par la ponction. La présence du pus, menaçant d'une perforation à bref délai, indiquerait l'urgence d'une opération.


*Torsion du pédicule.* — Cette complication des kyste de l'ovaire, mieux connue depuis le mémoire de Rokitansky (1865), s'accompagne le plus souvent de gangrène de la tumeur avec phénomènes septiques amenant une mort rapide. La péritonite généralisée, à proprement parler, est assez rare. Elle peut ne pas avoir le temps de se développer, ou rester localisée, d'autant plus que la torsion se rencontre principalement pour les petites tumeurs à long pédicule. Néanmoins les hémorrhagies fréquentes dues à la torsion des veines qui les rend imperméables alors que les artères le sont encore, déterminant une augmentation brusque dans la tumeur, sont une cause de rupture et par suite de péritonite, si leur abondance n'amène pas la mort immédiate dans le collapsus. Spencer Wells cite deux cas de ce genre dans son dernier ouvrage (Tumeurs de l'ovaire et de l'utérus, 1883, p. 71).

Le pédicule tordu outre mesure peut se rompre et la tumeur devenir corps étranger dans l'abdomen, à moins qu'elle ne reçoive de nouveaux vaisseaux en se greffant sur l'épiploon. Au reste, nous n'avons pas à faire ici l'histoire fort intéressante de la torsion sur laquelle on trouvera d'amples développements dans Spencer Wells. Dans un cas de G. Thomas, la torsion, l'hémorrhagie et la mort par pyohémie, furent la conséquence d'une ponction. Les deux extraits suivants de la Société obstétricale de Londres et de la Société de chirurgie de Paris, nous intéressent d'avantage, le second surtout.

Gangrène des tumeurs ovariques par torsion du pédicule. Ovariotomie immédiate. — Lawson Tait (Soc. obstétr. de Londres, 3 mars 1880).

Quatre cas fure traités avec succès par l'ovariotomie immédiate. Le premier cas de l'espèce, observé par l'auteur, se rapporte à une femme, âgée de 48 ans, qu'il

avait opérée d'une hernie fémorale étranglée vraisemblablement depuis deux jours. La malade mourut en
cinq jours. L'autopsie révéla une petite tumeur de l'o-
vaire, qui n'avait point été reconnue pendant la vie.
Elle était noire et gangrenée par suite de la torsion du
pédicule.

Sur les trois autres cas rapportés à la Société
obstétricale de Londres, le premier était celui d'une
femme de 46 ans. Quelques mois auparavant l'auteur avait
diagnostiqué une petite tumeur monokystique, proba-
blement parovarienne.

Peu de temps après, la malade revint consulter de
nouveau. La tumeur avait beaucoup grossi et produisait des douleurs abdominables aiguës. L'ovariotomie
fut immédiatement pratiquée, et l'auteur trouva que le
kyste était d'un noir perlé, adhérant de tous points, par
une lymphe récente. Le pédicule était tordu trois ou qua-
fois. La malade se guérit sans aucune rechute, bien que
l'on n'eût employé aucune précaution listérienne.

Le second cas se rapporte à une femme âgée de 30 ans,
qui avait remarqué un embonpoint graduel depuis neuf
mois. Subitement, le 6 novembre, elle ressentit de violentes douleurs dans l'abdomen, suivies d'incessants malaises. On pratiqua l'ovariotomie le 17 novembre et on prit
toutes les précautions listériennes. La tumeur était d'un
rouge foncé, friable, et entièrement immobilisée par
de récentes adhérences.

L'hémorrhagie fut arrêtée par une application de perchlorure de fer. Le pédicule était tordu deux fois. La

malade guérit. Le troisième cas était celui d'une femme
âgée de 36 ans, qui n'avait pas eu ses règles depuis dix-
sept semaines, mais qui avait remarqué un développement trop rapide de l'abdomen pour qu'on pût penser
à une grossesse ordinaire. Des douleurs abdominales
aiguës suivies de malaises se déclarèrent le 11 novembre. L'ovariotomie fut immédiatement pratiquée.
On reconnut à l'inspection de l'utérus qu'il s'agissait
d'une grossesse avancée, au quatrième mois. La tumeur était constituée par un kyste parovarien du côté
droit, et d'un noir perlé; le pédicule était tordu trois
fois. Les précautions listériennes furent prises, et la
malade obtint une guérison plus rapide que dans le second cas, mais moins complète que dans le premier. On
n'observa aucun symptôme de fausse couche.

Dans ces trois cas, la tumeur siégeait du côté droit,
et le pédicule était tordu de dedans en dehors et sur le
côté droit. De l'étude de ces trois faits l'auteur établit
une théorie concernant la cause de la rotation qu'il attribue principalement à cette double fonction du rectum
qui consiste à se remplir et à se vider alternativement.
Les matières fécales descendant du rectum agiraient
par leur propre poids, et cette force aurait plus d'effet
quand la tumeur siége du côté droit.

*M. Kogwsley Thorton*, relate plusieurs cas dans lesquels
en pratiquant l'ovariotomie, il avait trouvé la tumeur
gangrenée par la torsion du pédicule. Il convient avec
l'auteur que l'ovariotomie doit être immédiatement pra-

tiquée quand les symptômes conduisent à soupçonner l'existence d'un semblable état.

Dans quelques cas cependant, la tumeur gangrenée étant débarrassée de toute influence septique, resterait sans aggravation pendant un temps considérable.

M. *Spencer Wells* pense qu'il serait facile d'expliquer la rotation de la tumeur par des changements de position de la malade.

On a souvent trouvé des torsions sans pour cela que la gangrène se soit manifestée. Il a vu deux malades qui moururent subitement d'une hémorrhagie considérable qui s'était produite à l'intérieur du kyste, bien qu'il n'y ait pas eu rupture; les pédicules ont été trouvés tordus. L'année dernière il a extrait, par l'ovariotomie, un kyste gangrené par la torsion du pédicule, et que l'on avait supposé être de nature maligne à cause de la pâleur de la malade. Elle guérit parfaitement.

Le D<sup>r</sup> *Bantock* a rencontré deux cas dans lesquels on trouva de petites tumeurs ayant les pédicules tordus. Les deux tumeurs étaient adhérentes, et les deux malades avaient été prises de douleurs subites suivies de symptômes de péritonite. Il croyait que la torsion ne produisait aucun symptôme, mais que les douleurs indiquaient la rupture d'un vaisseau sanguin.

Le D<sup>r</sup> *Heywood Smith* pense que, non seulement l'ovariotomie doit être pratiquée aussitôt qu'il est possible de diagnostiquer l'étranglement d'une tumeur de l'ovaire; mais, étant donnée une tumeur de cette sorte, l'opération doit être faite alors qu'il n'y aurait pas de douleurs. La même théorie que celle de M. Lawson Tait sur la cause de la rotation s'est présentée à son esprit.

Torsion du pédicule d'un kyste de l'ovaire; péritonite aiguë; ovariotomie; guérison. —M. Duplay (Soc. chirurgie, 1881).

« Une femme de 53 ans d'une bonne santé, bien qu'elle portât un kyste ovarique, fut prise tout à coup de douleurs abdominales vives accompagnées de fièvre et vomissements, de constipation. Cette poussée de péritonite, s'étant calmée, je fus appelé auprès de cette malade, il y a deux mois, et je constatai que sa tumeur avait le volume d'une tête d'adulte. Une ponction donna issue à un litre d'un liquide visqueux teinté de sang qui ne réprésentait qu'une partie du contenu de la poche. Je pensais que des adhérences unissaient cette dernière à la paroi abdominale.

L'opération pratiquée le 3 de ce mois ne présenta rien de spécial, si ce n'est que les adhérences, dont l'existence avait pu être diagnostiquée, étaient très étendues et très vasculaires. Je fus frappé de l'aspect opaque, feuille morte, de la paroi kystique. Au moment de lier le pédicule, je remarquai qu'il offrait des bosselures multiples et je me rendis compte de cette disposition, après avoir constaté qu'il était plusieurs fois tordu sur lui-même. Cette torsion que vous pouvez voir sur cette pièce, avait été la cause des accidents. Quoique l'on connaisse déjà un certain nombre d'exemples de ce fait, on doit encore le considérer comme rare, surtout en France où il a été à peine signalé.

*M. Th. Anger* a vu à Beaujon, dans, le service de M. Le Fort, un cas du même genre. La malade qui était âgée avait éprouvé des symptômes de péritonite. La torsion du pédicule avait déterminé la gangrène du kyste qui était énorme. Il est bien certain que les adhérences n'ont pu s'établir, chez la malade de M. Duplay, qu'après la torsion du pédicule.

*M. Duplay.* Le fait cité par M. Th. Anger a plus d'analogie avec un autre que j'ai constaté dans une autopsie qu'avec le cas actuel. Ici les lésions n'étaient pas allées tout à fait jusqu'à la gangrène.

Spencer Wells a observé plus d'un exemple de cet accident spécial. Il représente à mes yeux une indication pressante de l'ovariotomie. »

La torsion due au développement de l'utérus pendant la grossesse a été l'objet d'une communication du docteur Wilson à la société obstétricale américaine et les membres présents à la discussion qui suivit furent d'avis de pratiquer l'ovariotomie dans ces circonstances (voir Ann. gynéc 1882, p. 398), afin de prévenir toute complication inflammatoire.

*Inflammation du kyste.* — Le mécanisme de l'inflammation secondaire du péritoine, après inflammation et suppuration des kystes, a lieu par un processus bien connu. Il en est de ces faits comme de toutes les inflammations de voisinage transmises à une séreuse par un organe voisin ou contenu enflammé. Quelle que soit la cause qui amène l'inflammation du kyste, traumatisme, accident, hémorrhagie intra-kystique, opération chirurgicale, telle que ponction, drainage, injection iodée, etc., la péritonite peut survenir et menacer directement et à bref délai les jours de la malade.

La suppuration de la poche, succédant à une intervention ou même développée spontanément, s'annonce par de l'élévation du pouls et de la température. La malade est agitée et déprimée, une transpiration profuse s'établit, la diarrhée et la fièvre hectique se manifestent, et sur ces symptômes viennent se greffer ceux de la péritonite à début plus ou moins brusque. Survenant de la sorte chez une malade déjà fort affaiblie, cette complication dernière est des plus graves et donne le coup de grâce, le plus souvent, si le chirurgien n'intervient alors avec rapidité.

La péritonite peut encore compliquer un kyste de l'ovaire à la suite d'un simple coup sur l'abdomen, sans rupture. Telle est l'étiologie que nous trouvons dans quelques cas, entre autres dans le suivant dû à Thorton (British. med. J. dec. 1881):

Une enfant de 7 ans, dont l'abdomen augmentait de volume, tombe sur le ventre et la chute, bien que peu violente, est suivie d'un état de collapsus immédiat auquel succède une péritonite aiguë généralisée grave qui s'appaise au bout de quinze jours. A l'examen Thorton trouve une tumeur abdominale pour le diagnostic de laquelle il fait une ponction exploratrice. A la suite ce cette ponction, le diagnostic restant toujours douteux, il pratique, sur l'avis de Spencer Wells et de James Paget une incision exploratrice qui se termine par l'ovariotomie. Il avait eu affaire à un kyste dermoïde pesant 2 k. 100 et dont l'extraction fut rendue pénible par des adhérences intestinales, mésentériques et épiploïques dues à la péritonite. La petite malade guérit parfaitement.

L'administration du *seigle ergoté à hautes doses* pour un kyste de l'ovaire, pris pour une tumeur fibreuse, fut suivie d'une péritonite aiguë ; et Emmet, qui rapporte ce cas (observ. VI), dit avoir vu 3 autres fois pareil résultat dû à ce médicament. L'interprétation de ces faits nous semble assez obscure dans l'état actuel de la science.

Le péritoine, du fait de la présence d'une tumeur ovarique, entretenu dans un état d'irritabilité continuelle, est peut-être encore susceptible de s'enflammer, suivant le mode aigu, sous l'influence d'une cause suffisante pour enflammer un péritoine sain, telle que le froid. Cette hypothèse mérite néanmoins quelques réserves; d'abord nous n'avons pu trouver aucune observation où le froid ait été noté comme cause déterminante, ensuite la tolérance étrange du péritoine dans les ovariotomies un peu compliquées a été signalée par tous les opérateurs en renom.

## ANATOMIE PATHOLOGIQUE.

Nous ne ferons que signaler les lésions rencontrées pendant les opérations ou trouvées à l'autopsie, n'ayant aucunement l'intention de répéter ce que l'on peut mieux voir dans les ouvrages classiques sur la péritonite en général.

Dans les deux observations où ces lésions ont été soigneusement notées, celle de M. Soller et celle qui nous est personnelle, on pourra constater que le péritoine pariétal surtout était atteint. Les intestins étaient rouge foncé, soit agglutinés entre eux par un exsudat fibrineux ou fibrino-purulent, soit parsemés de granulations.

Le péritoine recouvrant les organes pelviens était induré, épaissi, granuleux. Dans les parties déclives croupissait le liquide venu de la ponction ou de la rupture, mélangé de détritus ou de grumeaux albumineux et de liquide blanchâtre, filant, caractéristique de la péritonite.

Il peut se faire que les lésions soient moins avancées, si la péritonite est de date plus récente; comme, au contraire, au bout de peu de jours, des adhérences molles, résultat de l'organisation de l'exsudat fibrineux, peuvent entourer le kyste et agglutiner plus solidement entre elles les anses intestinales (observ. de M. Duplay, de Thorton, etc.).

Le kyste de son côté est injecté et rouge, d'acpect charnu, par suite du dépoli de sa surface. On sait qu'à ce niveau le péritoine n'est guère représenté que par une couche de cellules dérivées de la couche germinative de Valdeyer et en voie de desquamation ou de prolifération sous l'influence de la phlegmasie.

Beaucoup plus importante pour nous que l'étude des lésions est l'étude des symptômes de cette péritonite; ils ont, en effet, souvent une forme particulière et nous serviront davantage quand nous en viendrons aux indications thérapeutiques.

## SYMPTOMES ET DIAGNOSTIC.

Le début de la péritonite est brusque ou progressif suivant les cas; il peut même passer complètement inaperçu, comme dans l'observation de M. Laroyenne, et l'affection prendre une marche insidieuse.

Quand il y a. eu rupture du kyste, le début est le plus souvent brusque, plus ou moins à grand fracas, C'est d'abord une douleur des plus vives qui arrête la patiente dont la face se grippe et exprime l'angoisse, et on a pu voir survenir alors une syncope mortelle : tels les deux cas que cite Spencer Wells.

Sans être subite la terminaison fatale peut être cependant assez rapide pour qu'il soit impossible au chirurgien d'intervenir.

On a observé encore au début des défaillances ou au contraire des convulsions, des accès hystériques soudains (Spencer Wells). La malade de Zweifel se mit à crier pendant la ponction et se plaignit aussitôt de violentes douleurs dans le ventre. Dix minutes après, elle pâlissait et commençait à vomir, tandis que continuaient les douleurs dans l'abdomen et dans les reins, au point qu'on ne pouvait toucher l'abdomen ; le pouls était petit et lent.

S'il y a eu rupture spontanée, les commémoratifs apprennent au chirurgien qu'une tumeur siégeant dans l'abdomen a disparu. A sa place les parois abdominales sont dépressibles, le ventre est uniformément tuméfié on ne sent plus de corps résistant au palper. Le liquide épanché affecte maintenant les caractères du liquide ascitique et la percussion ne fournit plus les mêmes données.

Les nausées et les vomissements sont presque incessants; le pouls est petit, fréquent, filiforme; la température subit une ascension notable ; le météorisme et la tympanite refoulent le diaphragme vers la cavité thoracique, la dyspnée devient considérable, une cyanose rapide se manifeste et dans plus de la moitié des cas une mort rapide vient délivrer la malade des horribles souffrances qu'elle endure.

A côté de ces phénomènes classiques on en a signalé de beaucoup plus rares : une miction très copieuse (Backer, Deville, Morgagni), une salivation très profuse (Laënnec).

Dans d'autres cas plus rares, les accidents de rupture se localisent d'abord pour se généraliser ensuite, aussi la durée de la péritonite est-elle beaucoup plus longue.

Si la guérison de la poussée aiguë doit survenir, les symptômes durent avec toute leur intensité pendant un nombre variable de jours, huit à quinze habituellement, la malade oscillant, pour ainsi dire, entre la vie et la mort ; puis le mode chronique s'établit : des adhérences de toute nature s'organisent, des perforations spontanées se forment par un processus ulcératif et, trop souvent, la terminaison fatale n'est que différée, amenée qu'elle est par l'affaiblissement progressif et l'hecticité.

Dans les cas de ce genre, à marche franche, où nous retrouvons tous les symptômes connus et fondamentaux de la péritonite aiguë généralisée, le diagnostic de cette complication ne saurait faire aucun doute. Mais nous avons dit qu'il n'en était pas toujours ainsi ; la péritonite peut s'établir avec un début et une marche insidieux; les lésions qu'elle détermine peuvent être une surprise pour le chirurgien au moment de l'ovariotomie. C'est surtout après une ponction ou dans les cas spontanés, sans rupture, que les choses se passent ainsi.

Une douleur modérée ouvre habituellement la scène, le ventre augmente légèrement de volume, puis un vomissement se produit; on cherche alors la température, on la trouve normale ou dépassant à peine 38° (obs. 1 et 2) et ces phénomènes sont mis sur le compte d'une légère inflammation localisée au point ponctionné et accompagnant la formation d'une légère adhérence. Mais les phénomènes persistent, le pouls est petit et filiforme bien que modérément fréquent, le ventre augmente et la dyspnée se manifeste, le diaphragme devient impropre à remplir ses importantes fonctions, d'abord parce qu'il ne peut refouler les intestins distendus qui le repoussent, puis parce qu'il est paralysé par l'inflammation de la séreuse sous-jacente. Quelques vomissements porracés se montrent de ci de là, mais en revanche l'alimentation n'est pas complètement supprimée et la malade prend encore des potages, voire même quelques aliments solides, comme nous avons pu l'observer. L'ensemble des symptômes, à tout prendre est bien celui de la péritonite, mais ils sont si peu bruyants qn'ils ne peuvent donner une idée exacte de ce que l'on trouvera à l'ouverture du ventre.

Nous avons omis à dessein de parler des froissements péritonéaux, de la sensation de neige froissée, qui n'apparaît qu'une fois les adhérences en passe de s'organiser et que l'on rencontre aussi dans les péritonites très localisées.

La diarrhée et la constipation sont notées également dans les observations. La localisation de la douleur n'a rien de fixe.

Cette forme insidieuse, livrée à elle-même ou traitée par les moyens appropriés et usités en médecine, se termine moins fréquemment par la mort que la précédente, mais elle y expose néanmoins dans une proportion fort considérable et, à prendre tout au mieux, détermine des adhérences qui pourront entraver ou même empêcher plus tard une guérison radicale. La durée de l'affection, on le voit, est le plus souvent courte et son pronostic trop souvent fatal.

Sur 127 cas de rupture, M. Nepveu cite 63 morts, dont 6 subits; dans 22 fois la péritonite n'a pas dépassé douze jours.

Le diagnostic est facile, pourvu toutefois que l'on soit prévenu de ce fait qu'une péritonite aiguë généralisée peut succéder sans grand bruit à une cause qui n'amène souvent qu'une péritonite localisée. Ne pourrait-on attribuer cette bénignité relative d'ailleurs à ce que le péritoine est préalablement enflammé d'une façon chronique du fait de la présence de la tumeur? Tous les chirurgiens savent qu'il ne réagit pas après une ovariotomie, de la même façon qu'il réagit, quand il est sain, à la suite d'une plaie pénétrante de l'abdomen. « Après

l'ovariotomie, dit M. Terrillon (*Bul. de thérap.*, fév. 83),
la péritonite ne s'accompagne pas de son cortège habituel ; il n'y a ni vomissements violents, ni douleurs très
vives de l'abdomen, ni anxiété considérable. Elle se
montre, au contraire, sans orage, sans grands phénomènes et, d'après les faits connus, le symptôme le plus
fréquent est la *tympanite* développée rapidement. Les vomissements qui surviennent ensuite sont bilieux, porracés, mais se font sans efforts. »

## TRAITEMENT

Le diagnostic de cette grave complication une fois
posé, que faire ? Trois sortes de moyens s'offrent alors
au chirurgien : la temporisation avec emploi des moyens
médicaux, la ponction dans quelques cas, enfin l'ovariotomie en pleine péritonite aiguë.

La thérapeutique médicale contre la péritonite, quelle
qu'en soit la cause et quelles que soient les circonstances
dans lesquelles elle se développe, repose, presque en en-
tier, sur les réfrigérants et l'opium. Dans une thèse
récente (déc. 1882), M. Debrand préconise dans le traitement de la péritonite aiguë les applications sur le
ventre de glace fragmentée et renfermée dans des poches
de caoutchouc ou mieux dans des vessies de porc, qui
semblent, au dire des malades eux-mêmes, constituer
un obstacle moindre entre la glace et les parois abdominales. Cette application externe est aidée avantageu-
sement par l'administration interne de morceaux de

glace que la malade avale de temps à autre ou maintient
en fusion dans la bouche. Les boissons glacées et ga-
zeuses, le champagne frappé, entre autres, semblent
les mieux supportées.

L'opium rend aussi de grands services en immobili-
sant les intestins que l'on doit se garder d'exciter par
des tentatives d'une alimentation intempestive. Pour
l'administration de l'opium, des doses et des formules,
nous renverrons aux traités classiques de thérapeutique.

A côté des réfrigérants et de l'opium, on a recom-
mandé les émissions sanguines générales et locales, les
fomentations émollientes et aromatiques, l'application
d'une couche de collodion et nombre d'autres agents
tous concourant à un même but qui est calmer, sinon
arrêter les phénomènes inflammatoires.

Le traitement médical de la péritonite dans le cas par-
ticulier que nous envisageons ne saurait avoir d'autre résultat; il permet de temporiser et d'attendre, dans les faits
heureux, que l'orage soit passé pour en venir à un traitement plus sérieux, plus radical, puisque le fondement
de toute bonne thérapeutique doit être, ce nous semble,
de supprimer l'effet en supprimant la cause. Temporiser
dans la péritonite aiguë compliquant les kystes de l'o-
vaire, c'est non seulement donner moitié des chances à
la malade pour succomber; mais encore se ménager,
dans le cas où elle guérira de sa complication, des en-
traves pour toute opération ultérieure ; nous entendons
par là des adhérences solides de la tumeur, quelquefois
si multipliées et si vasculaires qu'elles rendront impos-

sible l'extraction complète. Que l'on n'aille pas cependant croire qu'il est dans notre pensée de répu-
dier tout traitement par les moyens médicaux, nous
ne voulons simplement que montrer qu'ils sont le plus
souvent insuffisants et doivent être complétés par une
intervention chirurgicale. Le professeur Billroth, cité
dans la thèse de M. Debrand, dit à ce sujet: « Dans le
traitement de la péritonite, et je ne parle que de la péritonite purulente et de la péritonite septicémique, je
n'ai jamais obtenu le moindre résultat favorable par
l'emploi d'aucun moyen thérapeutique, quel qu'il soit.
Quand on peut diagnostiquer le siège du foyer purulent,
je considère l'ouverture de l'obdomen comme le seul
moyen qui puisse être quelquefois utile. Mais il faut que
cette opération soit faite de bonne heure, sinon elle ne
sert à rien. L'opium et la glace à l'intérieur calment, il
est vrai, les vomissements et les douleurs, mais ils n'ont
aucune influence sur la marche funeste de la maladie. »

M. Debrand en conclut que le professeur Billroth n'est
partisan du traitement chirurgical que dans les
péritonites partielles ; il est évident que M. Debrand n'a
pas songé aux cas dont nous nous occupons ici. Disons
de suite que les expériences du même auteur sur la
guérison de la péritonite par le lavage du péritoine, ne
prouvent absolument rien contre cette méthode et que,
s'il y a lieu d'être étonné d'une chose, c'est que ses
chiens, cloués pendant trois jours sur une planche, ne
soient pas morts plus tôt.

La ponction de l'abdomen, sans injection detersive,
n'est guère possible que dans les cas de rupture, Boinet

et Steinthal la pratiquèrent les premiers, en 1856 et 1859, avec un plein succès; elle suffirait du moins quand elle donne issue à un liquide clair et séreux, à amener la guérison sans les complications de la péritonite. M. Nepveu (Ann. gyn., 1875) bien qu'estimant qu'il faudrait s'en tenir à cette ponction dans la majorité des cas de ruptures, croit néanmoins que l'ovariotomie, après que la ponction aura démontré la nature malfaisante du liquide épanché dans l'abdomen, ne doit pas être rejetée; et il ajoute: « Si elle reste pour le chirurgien, dans de semblables circonstances, une opération très chanceuse, il faut se souvenir que c'est pour la malade une dernière espérance. Rappelons encore que tous les liquides séreux ne sont pas toujours innocents. Ils sont moins phlogistiques et toxiques que d'autres; mais leur épanchement a parfois amené la mort (Spencer Wels, Spiegelberg). Du reste, la plupart des guérison ont été précédés de péritonites plus ou moins graves. Enfin, il ne faudrait pas croire que le kyste ne récidive pas. »

En 1875, le Dr Netter a conseillé de faire une ponction avec un gros trocart et d'injecter par la canule une certaine quantité d'eau tiède, qu'on laisserait pendant quelque temps dans la cavité abdominale pour la laisser s'écouler ensuite. Si la péritonite continue sa marche, il conviendrait de pratiquer une ouverture dans laquelle on introduirait un tube à drainage, qui permettrait de faire l'irrigation de la cavité abdominale et d'empêcher l'accumulation du pus. Dans sa thèse de 1881 le Dr Mosiman vante le même procédé et appuie ses conclusions d'expériences concluantes.

Pour le traitement de la forme particulière de péritonite qui nous occupe, ce procédé n'est guère applicable, puisqu'il ne s'adresse qu'à la péritonite en général et ne saurait en supprimer la cause, bien qu'il expose presque à autant de dangers qu'une large ouverture du ventre.

Nous en sommes arrivé maintenant à examiner un dernier recours contre la péritonite, l'ouverture du ventre et le nettoyage du péritoine après ablation de la tumeur. A ne considérer que le raisonnement pur, l'ovariotomie immédiate, dans les cas de péritonite compliquant des kystes de l'ovaire, est non seulement pleinement justifiée, mais encore formellement indiquée. En effet, de deux choses l'une : ou la malade abandonnée à elle-même et aux moyens médicaux périra, ou elle guérira avec des adhérences multiples. Dans le premier cas l'ovariotomie est la seule chance de salut, chance beaucoup plus probable encore que la trachéotomie dans le croup, ainsi qu'on pourra s'en convaincre par la comparaison des observations que nous avons pu réunir. Dans le second cas, ne semble-t-elle pas tout aussi indiquée alors qu'elle sera plus facile et qu'il faudrait la faire plus tard. Seule la faiblesse de la malade pourrait être objectée; mais nombre de nos observations prouvent surabondamment que c'est là une considération secondaire et que l'opération n'est pas plus à redouter pour la malade que les effets de la péritonite laissée à elle-même.

A côté du raisonnement il convient de placer l'autorité des auteurs compétents en la matière et l'autorité des faits.

En 1865 Keith, d'Edimbourg, a le premier indiqué que lorsque la péritonite ou la suppuration du kyste menaçaient de survenir après une ponction, il convenait de pratiquer, sans hésiter, l'ovariotomie même pendant la période inflammatoire. Par cette opération il sauva une de ses malades qui avait été victime de ces accidents. Weit, de Bonne, suivit son exemple, mais ne réussit pas. W. A. Frémond, de Breslau, opéra une malade, qui, à la suite d'un kyste multiloculaire ponctionné, eut une péritonite, et fut assez heureux pour voir son entreprise couronnée de succès.

Depuis, Leith a été aussi heureux dans quatre circonstances semblables. Sa dernière opération est surtout très remarquable; nous la rapportons plus loin. Le docteur Mundé, auquel nous empruntons ces détails dans americ. J. of. med. science de 78, rappelle que l'on connaît parmi les succès de ce genres 2 cas du docteur Emmet, 1 du docteur Thomas, 6 du docteur Peaslee, 3 de Spencer Wels, et 1 des docteurs Tevela, Perruzzi, Goodell, Little et 2 du docteur Atlée. En résumé, dit le docteur Mundé, sur 35 cas d'ovariotomie faites pendant une période aiguë de péritonite et de suppuration, on compte 33 guérisons. C'est qu'en effet par cette intervention hardie, mais parfaitement justifiée, on prévient la résorption des produits septiques, cause de la gravité des accidents. Il nous paraît suffisant de rapporter sans commentaires cette statistique du docteur Mundé: 33

guérisons sur 35 cas! ces chiffres même moins brillants
ne seraient certes pas dépourvus d'éloquence. Or depuis
1878, époque de cette publication, les résultats ne semblent pas moins encourageants. Nonat, dans son *Traité
des maladies de l'utérus et de ses annexes*, dit ne pas considérer les phlegmasies péri-utérines comme une contre-
indication formelle à l'ovariotomie, bien qu'elles puis-
sent être rangées parmi les conditions peu favorables à
cette opération. En revanche Lawson Tait (Diseases of
Women) considère comme une règle d'opérer aussitôt
que l'on constate l'ascension des symptômes inflammatoires associés avec une tumeur de l'ovaire. Quelques
pages plus loin le même chirurgien, parlant de la ponction, dit qu'il est rare qu'elle soit suivie d'inconvénients
et qu'il survienne de l'inflammation du péritoine par
suite du contact des matières septiques et il ajoute : La
règle est, cependant, de tenir pendant les 3 ou 4 jours
qui suivent la ponction la patiente au lit soigneusement
immobile, et, s'il survient quelque signe d'accidents
inflammatoires, *d'enlever la tumeur sans délai.*

Le professeur Duplay, dans un mémoire publié dans
les Archives de médecine (1879), sans être aussi affir-
matif que Lawson Tait, conclut néanmoins que l'ovariotomie tardive, quoique ne devant pas être adoptée
comme une règle générale, n'est cependant pas contre-
indiquée par l'existence des complications locales et générales les plus graves, telles que péritonite, inflammation, suppuration, gangrène du kyste. « L'expérience a
montré, en effet, que dans ces cas compliqués l'opération fournissait des résultats très satisfaisants et d'au-

tant plus admirables que la vie des malades se trouve menacée à bref délai par le fait seul des complications. Sur un total de 39 cas emprunté à Keith, Peaslee, Spencer Wells, Atlee, etc., et dans lesquels l'ovariotomie fut pratiquée au milieu des circonstances les plus fâcheuses, le kyste étant le siège d'une hémorrhagie, d'une inflammation suppurative, accompagnées parfois de gangrène et de suppuration de ses parois, le péritoine étant enflammé à un degré variable et renfermant même une partie plus ou moins considérable du contenu de la tumeur, on compte environ 34 succès et 5 morts».

Le *péritonisme* comporte absolument les mêmes indications opératoires que la péritonite avec lésions typiques. Sur ce sujet M. Le Dentu a présenté une intéressante observation à l'Académie de médecine en 1879. Elle a trait à une femme de 28 ans entrée le 6 février dans le service de M. Dujardin-Beaumetz, à l'hôpital St-Antoine. Atteinte d'un kyste ovarique dont le volume ne dépassait pas celui d'un utérus au quatrième mois de la grossesse, cette femme présenta tout à coup des symptômes graves (frissons, douleurs vives, vomissements, diarrhée, altération des traits, affaiblissement du pouls), qui mirent ses jours en danger. Au bout de 4 jours, tout s'était dissipé.

A la suite de deux autres crises semblables, M. Le Dentu, appelé en consultation, conseilla l'ovariotomie. Pour lui, les symptômes offerts par la malade, bien que ressemblant à ceux de la péritonite, en différaient par leur marche quasi-foudroyante et la brusquerie de leur terminaison. Il s'agissait plutôt d'une des formes de ce

péritonisme que Gubler définit : « l'ensemble des phénomènes graves et souvent mortels qui viennent compliquer la péritonite, ou plutôt les lésions quelconques des
organes tapissés par le péritoine ».

Quelle que soit la cause immédiate du péritonisme, sa
condition fondamentale est une irritation spéciale qui
atteint le plexus solaire et irradie de là vers les centres
nerveux. Il présente deux types très différents : le type
dépressif et le type violent. Dans le premier cas on
observe un affaissement graduel, la cyanose, le refroidissement des extrémités, et une douleur peu considérable. Dans le second cas, au contraire, les douleurs
sont intenses, l'agitation est grande et des vomissements opiniâtres précèdent la cyanose et le refroidissement périphérique. C'est ce qui a eu lieu pour la malade
de M. Le Dentu. Chez elle, la cause première des accidents a été une série de poussées congestives vers
l'ovaire droit et le kyste situé à gauche. De là une exha-
lation séro-sanguine et une distension douloureuse de
l'abdomen. Peut-être ces poussées se sont-elles accompagnées d'un peu de péritonite, mais les phénomènes
inflammatoires sont toujours restés en disproportion
avec les phénomènes nerveux. Quoi qu'il en soit, l'ovariotomie, pratiquée au commencement d'avril, a été
couronnée de succès. La malade complètement rétablie
au bout d'un mois, n'a plus vu reparaître les accidents
alarmants qui avaient menacé ses jours (1).

A la suite de l'observation de M. Soller (obs. III), dans

______

(1) G. Decaisne. Revue de Hayem, 1879, p. 581.

le *Lyon médical*, se trouvent quelques considérations à propos des indications opératoires auxquelles nous nous associons pleinement et qui sont en rapport avec les opinions des divers auteurs que nous venons de citer. « Dans tous les cas, dit M. Soller, où après une rupture on a constaté par la ponction un liquide filant et visqueux on devra opérer immédiatement, *même si la rupture date de plusieurs jours et a amené une péritonite aiguë.* » Cette conclusion, qui est évidemment aussi celle de M. Laroyenne, l'opérateur du cas publié par M. Soller, a d'ailleurs été approuvée des membres de la Société médicale de Lyon à qui elle était présentée (1).

Il nous serait facile d'accumuler un plus grand nombre de citations favorables à la thèse que nous soutenons, si nous ne craignions d'allonger inutilement notre travail. Néanmoins nous ne pouvons résister au désir de rapporter textuellement une page caractéristique de Spencer Wells où l'on peut trouver plus d'un enseignement.

« Dans plusieurs de mes observations d'ovariotomie, dit Spencer Wells, l'opération n'avait été faite qu'après la rupture du kyste et après l'irruption de son contenu dans la cavité abdominale. On trouva le péritoine très rouge, épais, ramolli ou villeux et couvert dans certains endroits d'une lymphe peu adhérente. Cependant les résultats ont été extraordinairement satisfaisants. L'irritation céda dès que l'on en eut supprimé la cause ;

(1) Lyon médical, 1882, n° 26.

sans cela la mort serait survenue au bout de peu de temps, car, dans toutes les séries d'observations, la rupture a été suivie de tous les symptômes généraux et locaux d'une péritonite chronique généralisée. Dans ma dernière série de cinq cents, il y a douze cas de rupture du kyste avant l'opération, et parmi eux il n'y a qu'une seule mort (2,4 p. 100). Dans tous les cas, la rupture du kyste ou bien la réplétion du péritoine par un suintement qui se fait à travers l'orifice de ponction du kyste n'est pas une contre-indication à l'ovariotomie, mais bien plutôt une indication de la pratiquer sans retard. On a trouvé dans la cavité abdominale des liquides de toute nature : simples, sanguinolents et fétides; les parois du kyste ont présenté tous les dégrés de dégénération, on en a vu qui étaient presque noires avec des ouvertures à bords déchiquetés ; le péritoine accusait toujours les mêmes signes d'un travail inflammatoire, quoique, peut-être dans les cas mortels, on ait constaté un plus grand nombre de plaques de lymphe demi-organisée.

Pour bien faire ressortir ce point de pathologie ovarienne, nous rapporterous quelques notes, tirées de l'observation 200, qui est typique. Il s'agissait d'une malade, que je vis en 1866 avec MM. Thomas Wasson et Farre, qui était âgée de trente-sept ans et mère de six enfants. J'avais déjà enlevé une tumeur ovarienne chez la fille d'une sœur de sa mère et j'ai depuis enlevé également une tumeur de même nature chez une fille d'une autre sœur de sa mère, ce qui représente par conséquent une série de trois cousines, filles des trois sœurs, dont aucune n'avait d'antécédents morbides, et peut être regardée comme un fait curieux dans la pathologie kystique. On reconnut une tumeur ovarienne avec cystocèle vaginale et l'on retira par la ponction seize litres de liquide. Restait un kyste multiloculaire à parois minces, qui paraissait n'être qu'une hypertrophie des éléments constituants normaux de l'ovaire gauche. On enleva ce kyste. Son poids était de deux livres. Quand la cavité péritonéale fut bien épongée, le D<sup>r</sup> Farre et moi nous fûmes frappés de la rougeur intense de la séreuse. Elle était épaisse, molle, douce au toucher et ne portait aucune trace d'exsudat lymphatique; mais, toute la portion de la séreuse, qui recouvrait la paroi abdominale, les intestins et l'utérus était aussi rouge que si elle avait été injectée. Nous redoutâmes naturellement les effets de l'opération, du pansement ainsi que l'action de l'air sur la séreuse, aussi je fis de suite part de mes impressions à M. Wasson. Il me dit : « Êtes-vous sûr d'avoir tout enlevé ? » — « Absolument certain », lui répliquai-je, et il me répondit alors avec un grand sens clinique : « Puisque la cause irritante est supprimée, il faut espérer que l'irritation cédera. » Et elle céda en effet. Il n'y eut aucun symptôme fâcheux et la guérison fut complète. Treize mois après l'opération, cette femme accouchait de son septième enfant et depuis elle en a encore eu un autre. Parmi les occasions nombreuses où sir Thomas Wasson a bien voulu me prêter l'appui de sa haute expérience, je ne me souviens pas d'avoir reçu des conseils pratiques plus importants qu'en cette circonstance. J'y ai eu recours encore bien souvent depuis ; et chaque fois que j'ai pu enlever la « cause irritante », j'ai presque toujours constaté la disparition de l'irritation (1). »

Dans sa communication à la Cincinnati obstetrical Society le Dr Palmer tient à peu près le même langage. Il constate que l'ovariotomie a été assez fréquemment pratiquée, bien qu'il y ait inflammation concomitante du péritoine, ce qui augmentait les chances d'insuccès, et que, malgré ces conditions désavantageuses, la guérison n'en a pas moins été possible.

De même que Lawson Tait, Zweifel recommande, pour éviter l'entrée des liquides dans le péritoine, d'opérer aussitôt que se produisent les premiers accidents inflammatoires. On doit, d'après lui, chaque fois que l'on pratique une ponction exploratrice, être prêt à faire l'ovariotomie, et cette conclusion lui est imposée par les circonstances qui accompagnèrent sa 55e ovariotomie, dont nous rapportons l'histoire plus loin (observation V).

Nous n'avons pas jusqu'ici fait mention de l'opinion de nos maîtres ; on comprend qu'elle soit conforme à celles que nous venons de résumer, nos deux premières observations en font foi.

Il nous semble avoir maintenant accumulé assez de documents pour pouvoir dire, sans crainte d'être taxé d'exagération et de témérité, que l'ovariotomie est non seulement une opération possible, mais encore utile et indiquée dans les cas de péritonite aiguë, compliquant

---

(1) Spencer Wells. Tumeurs de l'ovaire et de l'utérus, 1883, p. 74.

un kyste de l'ovaire que l'on hésitait jusqu'alors à enlever. D'ailleurs, il devient chaque jour plus évident que la péritonite aiguë suppurée, en dehors des tubercules et du cancer, est trop souvent plutôt du ressort de la chirurgie que du ressort de la médecine. C'est une vérité qui n'est plus à démontrer pour les péritonites partielles, et nous rappellerons à ce sujet la belle observation que notre collègue et ami M. Launois a présentée l'an dernier à la Société clinique. Le chirurgien dans ces cas ne fait que remplir une indication nettement formulée par la nature ; car les guérisons par issue spontanée au dehors de collections purulentes intra-péritonéales ne sont pas rares, nous en pourrions facilement rassembler un nombre fort respectable si ce n'était nous éloigner de notre sujet. (Thèses de Mosiman, 1881 et Segond-Ferréol, 1859.)

N'est-il pas permis, en présence de ces faits, de se demander si pour un certain nombre de malades atteints de péritonites aiguës géneralisées, compliquant des tumeurs abdominales, susceptibles d'être extirpées, une opération analogue à l'ovariotomie ne serait pas le salut.

L'ouverture de l'abdomen dans les péritonites puerpérales graves (Mosiman), où la cavité abdominale peut être à la rigueur comparée à toute autre séreuse suppurée, incapable de se vider spontanément, n'aurait rien qui soit d'une témérité outrée ; plusieurs chirurgiens, nous le savons, pensent ainsi ; de plus, il serait facile de citer des observations, où l'ouverture de l'abdomen, malgré une grossesse ou une fièvre puerpérale a été suivie d'une guérison complète (1). N'est-il pas devenu fréquent de pratiquer la laparotomie pour les étranglements internes? Bien que des opérations de cette gravité aient été faites avec succès même au siècle dernier, il est de l'avis de l'immense majorité des chirurgiens que, de nos jours, les progrès de la chirurgie antiseptique les ont rendues moins périlleuses. Aujourd'hui, il n'y a plus lieu d'être aussi timoré et, sans aller aussi loin que les chirurgiens allemands, nous osons croire que l'on sera dans l'avenir moins craintif pour l'ouverture du péritoine dans les circonstances où la mort est imminente; peut-être la chirurgie arrivera-t-elle à faire dans nombre de cas de véritables résurrections, alors que la médecine reste impuissante à méditer sur des lésions qu'elle ne saurait atteindre, ni arrêter.

Un seul point nous reste à examiner : l'ovariotomie, dans les conditions où nous l'avons considérée, doit-elle être accompagnée du drainage du péritoine.

La plupart des auteurs se prononcent pour l'affirmative.

Bardenheuer (Die péritonéaldrainage, Centralblat f. Gyn. 1881) regarde le drainage comme indiqué en cas de péritonite préexistante. Il trouve la méthode de Sims, c'est-à-dire le drainage par l'espace de Douglas, défectueuse, en ce que le tube peut être comprimé à son passage dans cet espace.

(1) Grossesse compliquée de tumeur ovarienne, avortement au 5e mois; fièvre puerpérale; ovariotomie; guérison, par John Williams (British Med. Journ., 18 déc. 1881).

Pour que le drainage réussisse, d'après Bardenheuer,
il faut que l'orifice d'écoulement se trouve au niveau du
point le plus déclive : c'est pourquoi l'auteur ouvre lar-
gement l'espace de Douglas par l'excision d'une partie
considérable de la paroi vaginale. Il faut, en outre. que
le tube à drainage soit assez large pour laisser passer
non seulement les produits séreux, mais aussi le sang ;
il faut en troisième lieu que la plaie péritonéale soit iso-
lée et éloignée des intestins : c'est pour remplir cette
dernière indication que l'auteur fixe au niveau du dé-
troit supérieur un réseau de catgut.

Bardenheuer entre dans les détails du manuel opé-
ratoire et des soins consécutifs : il affirme que le drainage, ainsi pratiqué, éloigne tout danger pour l'opérée,
sauf le danger de collapsus.

Dans la discussion soulevée au congrès de Salzbourg
par la communication de Bardenheuer, Kaltenbach, de
Fribourg, critique la méthode, et lui reproche d'être
trop difficile, et trop compliquée ; il préfère la méthode
de Kœberlé ; drainage par les tubes en verre introduits
soit à l'angle inférieur de la plaie, soit dans l'espace de
Douglas, soit dans la région lombaire. Cette méthode
est beaucoup plus simple et a donné de meilleurs résultats que celle de Bardenheuer.

Dans l'observation de M. Laroyenne et Soller. dans
quelques-unes de nos autres observations, le drainage
fut employé avec succès. Nous sommes persuadé pour
notre part, qu'il est indiqué toutes les fois que l'on a
lieu de craindre une exsudation abondante du péritoine
enflammé et, dans le cas que nous rapportons (obs. I),

nous avons vu notre maître M. Tillaux, pendant les premiers jours qui suivirent l'opération, en face des phénomènes assez graves présentés par la malade, se demander s'il n'eût pas été plus prudent de placer un drain dans le cul-de-sac vaginal ou la partie inférieure de la plaie.

On remarquera cependant que dans cette observation, comme dans celle de notre maître M. Péan et nombre d'autres, l'absence du drain n'en a pas moins été suivie de guérison. Il est remarquable de voir combien profonde a été la modification du péritoine par l'opération, ce qui doit être, croyons-nous, attribué au grand soin avec lequel avait été faite la toilette de la séreuse.

Il est de toute évidence que cette toilette du péritoine est plus que jamais indiquée quand le kyste s'accompagne d'exsudats péritonéaux.

Dans tous les cas, si les symptômes généraux et locaux portaient à penser qu'il s'est formé dans l'abdomen une sécrétion séro-purulente, capable de compromettre gravement le succès de l'opération après fermeture complète du péritoine, on serait, dans une certaine mesure, autorisé à imiter Spencer Wells et à rouvrir la partie inférieure de la cicatrice pour évacuer les liquides septiques, laver la cavité et pratiquer le drainage.

Observation I (personnelle, recueillie par M. Menéault, externe du service).

Kyste de l'ovaire, ponction ; péritonite aiguë ;  ovariotomie ; guérison.

La nommée Bonnet, 49 ans, sans profession, entrée le 2 décembre 1882, au n° 5 de la salle Ste-Clotilde, hôpital Beaujon, service de M. Tillaux, raconte qu'il y a environ dix-huit mois, son ventre a commencé à grossir sans qu'elle éprouvât la moindre souffrance. Ses antécédents sont indemnes de toute maladie grave, et aucune affection semblable à celle dont elle est atteinte, ne se retrouve dans ses ascendants. Bien que ses règles aient été conservées régulières depuis le début, la malade crut d'abord être enceinte, et ce ne fut que passé les délais normaux, alors que rien n'annonçait un accouchement, qu'elle se décida à consulter un chirurgien. Effrayée par la perspective d'une opération, elle patienta jusqu'au moment où l'accroissement continuel et progressif de la tumeur amenant de la gêne respiratoire et des douleurs incessantes, elle se décida à entrer à l'hôpital.

On constata alors les symptômes non douteux d'un kyste ovarique. L'abdomen, fortement distendu et portant en avant présente à la percussion une sensation de flot manifeste et une matité absolue à convexité supérieure remontant à trois doigts au-dessus de l'ombilic et se prolongeant dans tout le petit bassin. La malade ne peut dire de quel côté a commencé la croissance de la tumeur.

La palpation ne laisse découvrir aucun vestige de cloisonnement, cependant la sensation de flot ne se produit pas aussi nettement dans tous les points, le bruit du tambour perçu au moyen du stéthoscope ne s'entend pas dans toute l'étendue de la tumeur avec la même intensité le développement relativement rapide du kyste constituent autant de raisons qui font songer à un kyste multiloculaire.

Le toucher vaginal montre l'utérus attiré en haut vers le grand bassin et un peu dévié à gauche sans aucune tuméfaction anormale dans les culs-de-sac.

L'absence de douleurs très aiguës pendant toute la durée de la maladie, avec accompagnement de fièvre et de vomissements, de même que l'absence de sensation de neige froissée à la palpation des parois

abdominales font espérer que les adhérences du kyste sont peu· nombreuses. Quant à la mobilité de le tumeur dans l'abdomen, elle ne peut
être recherchée à cause de son énorme volume.

Pendant la présence de la malade dans la salle, la dyspnée, déjà
existaute, a gmente sensiblement; l'appétit, fort affaibli, devient presque
nul; la santé générale ébranlée ne fait aucun progrès sous l'influence des
toniques et des excitants; le sommeil est impossible et la malade, qui ne
peut garder le décubitus dorsal, passe toutes ses nuits dans un fauteuil.
L'aspect général est caractéristique et tel que le décrit Spencer Wells;
toutes les fonctions sont entravées, et, autant pour soulager la malade
que pour parfaire le diagnostic, M. Tillaux se décidé le 9 janvier à
ponctionner la malade.

La ponction est faite au moyen d'un trocart assez volumineux, de
3 à 4 millimètres de diamètre, sans appareil aspirateur, dans un point
moyen situé entre l'épine iliaque et l'ombilic et complètement mat. Il
s'écoule en bavant par la canule environ 200 grammes d'un liquide
visqueux, grisâtre, dont l'aspect rappelle celui du silicate de potasse
épais et dont la nature confirme évidemment le diagnostic. L'écoulement
s'arrète bientôt, quels que soient les efforts que l'on fasse pour désobs-
truer la canule et l'incliner dans tous les sens. Il est évident que le
trocart n'a pénétré que dans une des plus petites poches de la tumeur.
On l'enlève avec toutes les précautions possibles, néanmoins quelques
gouttes du liquide filant suintent par la piqûre cutanée et font craindre
qu'il ne s'en soit écoulé quelque peu dans la cavité péritonéale.

On obture enfin la petite plaie au moyen d'une plaque de diachylon
maintenue par de la ouate et un bandage de corps.

Comme il était facile de s'y attendre, cette ponction, à cause du peu
de liquide soustrait à la masse n'amène aucun soulagement. Dans la
journée, peu de douleurs et pas de vomissements, la malade est maintenue au lit dans le décubitus dorsal. Le soir, la température est normale
et le pouls un peu fréquent, la nuit est agitée et se passe sans sommeil.

Le lendemain, 10 janvier, la malade vomit à plusieurs reprises des
aliments et de la bile et souffre du ventre, la dyspnée loin de diminuer
a augmenté et l'ovariotomie, dont on avait agité la question la veille
pour la pratiquer à bref délai, est remise à une époque indéterminée.

En même temps des précautions sont prises contre la poussée de péritonite : glace à l'intérieur et opium, cataplasmes laudanisés·sur le

ventre, alimentation des plus légères. Le soir, malgré les symptômes non douteux d'inflammation péritonéale, la température est de 37° 4.

Dans la nuit du 10 au 11, trente-six heures après la ponction, les douleurs du ventre deviennent plus violentes, le séjour dans le lit ne peut être toléré, et, malgré une piqûre de 2 centigr. de morphine, la malade ne se trouve soulagée que lorsqu'on l'a mise dans un fauteuil. La dyspnée augmente d'intensité, le pouls est rapide et petit, la face grippée.

Le 11. Le thermomètre continue à accuser une température normale, bien que l'état général soit des plus graves. Les aliments sont presque aussitôt rejetés qu'absorbés, à peine quelques bouillons glacés peuvent-ils être tolérés, il n'y a pas de diarrhée. La malade se lamente et réclame avec insistance une opération.

Les jours suivants, 12, 13 et 14 janvier, l'état général s'améliore, le pouls cependant reste toujours petit, bien qu'il n'y ait aucune amélioration de la température, le facies devient moins inquiétant et la malade peut s'alimenter légèrement. Les vomissements ont disparu, ainsi que la grande acuité des douleurs, bien que la dyspnée continue à rendre tout repos impossible et que le ventre soit encore excessivement ballonné.

L'état général un peu relevé pendant ces trois derniers jours, est cependant fort grave, mais la malade réclame énergiquement une opération, la gêne respiratoire reste constante et le prenostic, si on se borne à l'expectation, est évidemment fatal à bref délai. Devant ces considérations, l'ovariotomie est décidée pour le lendemain.

Le soir du 14, la malade a un nouveau vomissement porracé annonçant que la péritonite est loin d'avoir complètement rétrocédé, la nuit se passe aussi mauvaise que les précédentes.

Le 15. *Opération.* — La malade est portée dans un pavillon spécial, isolé dans les terrains vagues de l'hôpital et pourvu d'une garde spéciale. Toutes les précautions antiseptiques possibles ont été prises tant au point de vue du local que des assistants et des instruments : pulvérisations et lavages à la solution phéniquée au 20° et au 40°.

Anesthésie par le chloroforme, pas de vomissements même pendant l'opération. La malade est placée sur le lit de Péan, et M. Tillaux ayant préalablement lavé la paroi abdominale à la solution phéniquée, la sectionne sur la ligne blanche dans une étendue de 12 à 15 centimètres environ. A l'ouverture du péritoine, il s'échappe environ 10 litres de liquide filant, chargé de grumeaux, qui présente toutes les apparences de liquide kystique épanché dans l'abdomen.

Le kyste se présente alors dans l'ouverture, on le ponctionne au moyen du trocart de Kéberlé avec aspirateur, c'est à peine s'il s'écoule un litre de liquide. L'incision est alors agrandie avec des ciseaux et remonte de deux doigts au-dessus de l'ombilic. On constate alors qu'il n'existe aucune adhérence solide, mais bien des adhérences molles nombreuses avec les intestins et qui se rompent d'elles-mêmes, aussi la tumeur est-elle rapidement sortie de l'abdomen. A ce moment les aides attentifs à empêcher la sortie des intestins sont tout surpris de ne rien voir venir et de ne rien sentir sous leurs doigts qui puisse rappeler la sensation d'une anse intestinale faisant effort, comme c'est la règle, pour sortir par l'ouverture. Pendant qu'on s'occupe du pédicule assez étroit d'ailleurs, l'abdomen est recouvert de serviettes chaudes.

Le kyste s'est développé aux dépens de l'ovaire du côté droit, son pédicule moyen est d'abord lié provisoirement au moyen d'une solide ficelle de soie et on se débarrasse de la tumeur d'un coup de bistouri. La ligature définitive est alors assurée au moyen de trois ligatures à la soie au-dessus desquelles est faite une section dont la surface ne donne lieu à aucun suintement. Le pédicule est ensuite réduit. L'autre ovaire exploré est trouvé sain ainsi que l'utérus et on passe à l'examen du péritoine et des intestins pour la toilette de l'abdomen.

Le péritoine pariétal est rouge, injecté, couvert de fausses membranes, molles, petites, toutes récentes, mais des lésions de péritonite aiguë sont surtout des plus remarquables sur le feuillet viscéral de la séreuse. Les intestins refoulés par la tumeur vers le diaphragme sont d'une couleur rouge vif et agglutinés entre eux, délimitant encore une sorte de loge concave dans laquelle habitait le kyste. Ils n'ont aucune tendance à sortir au dehors retenus qu'ils sont les uns aux autres par un magma fibrino-purulent absolument pareil à celui que l'on rencontre dans les autopsies de péritonite aiguë récente. Ce magma purulent est surtout abondant dans les sillons que les anses intestinales forment entre elles par leur accolement. Il n'existe que fort peu de pus liquide dans la cavité abdominale.

M. Tillaux n'hésite pas un seul instant à racler au moyen de pinces en T cet épanchement inflammatoire, puis quand il ne reste plus que quelques bribes dont la poursuite prolongerait indéfiniment l'opération, le paquet intestinal est lavé avec des éponges trempées dans la solution phéniquée au quarantième. Le petit bassin est de même soigneusement lavé et épongé, puis on procède à la suture de la plaie abdominale; 7 points de suture profonde à points séparés avec de gros fils d'argent, et 3 points de suture superficielle assurent un affrontement exact du péritoine pariétal et de l'épaisseur des parois abdominales. Le tout est recouvert du pansement de Lister par-dessus lequel on met une couche d'ouate et que l'on maintient avec un bandage de corps en flanelle.

La malade reportée dans le lit disposé dans la pièce où s'est faite l'opération, s'endort pendant une demi-heure environ et est réveillée par un vomissement muqueux. Piqûre de morphine de 2 centig.. Champagne frappé.

A midi, deux heures après l'opération, qui a duré en tout quarante-cinq minutes, temp. 37,2, pouls petit, fréquent, la malade est fort affaiblie, bien que la perte de sang ait été très minime.

A deux heures 36,4, pas de vomissements. On la sonde : 120 gr. d'urine foncée, la malade s'est assoupie pendant quelques instants et dit ne souffrir aucunement.

A 5 h. 1/2, bien-être général et local, pas de vomissements. Champagne frappé, bouillon glacé, 37,6, pouls un peu meilleur ; 150 gr. d'urine foncée par la sonde; aussitôt après le cathétérisme, la malade est prise d'un léger ténesme vésical.

9 h. La malade souffre un peu du ventre, piqûre de 2 centig. de morphine.

Minuit. Assez bon état général ; langue sèche ; un peu de sommeil ; on sonde de nouveau.

4 h. 1/2 du matin, cathétérisme ; bon état.

16 janvier. 8 h. du matin. La malade a dormi un peu. Pouls fort, 90 ; pas de vomissements, pas de douleurs abdominales ; langue un peu noire ; mais humide ; gaz par l'anus ; un peu d'oppression. T. soir 37°.

Bouillons glacés dans la journée et vin de Champagne.

Le 17. La malade a peu dormi. T. 37,6. Langue noire, commençant à desquamer, humide d'ailleeur. Miction spontanée pendant la nuit. Ni de douleurs de ventre, ni vomissements. Pour la changer on la remue légèrement ce qui cause quelques douleurs vite dissipés. Dans la journée, léger ballonnement du ventre et gargouillements ; ces gargouillements nous font espérer la cessation de la péritonite, ils semblent en effet indiquer le réveil de l'intestin et l'absence de paralysie de ses muscles.

Du côté du thorax, les choses vont moins bien : la dypsnée, disparue depuis l'opération, reparaît en même temps que la malade tousse un peu et a des crachats muqueux, le tout dû fort vraisemblablement à de la congestion hypostatique. T. soir 37,2.

Le 18. La malade a mal dormi, quelques vomissements bilieux. Le ballonnement du ventre persiste et est douloureux, néanmoins il existe toujours, de temps à autre, des gargouillements. Douleur au sacrum, dyspnée, langue bonne. On aperçoit cependant quelques plaques de muguet contre lequel on administre un collutoire au borax.

Dans l'après-midi la respiration devient plus facile et la malade se trouve bien de l'application de 20 ventouses sèches sur le devant de la poitrine, injection de morphine. T. soir 37,6.

A minuit bon état général.

Le 19. Pas de sommeil la nuit, cependant la malade se sent très bien. Bon facies ; pouls fort et régulier. Langue rouge et lisse du fait du muguet dont les plaques blanches ont disparu sous l'influence du traitement. Immédiatement après la visite, la malade a une selle abondante, diarrhéique et fétide.

Vers 11 h. du matin dyspnée calmée par une nouvelle application de ventouses.

Le soir, T. 37,4. Quelques plaques de muguet sont réapparues.

Le 20. Nuit bonne, diarrhée le matin.

Premier pansement depuis l'opération : la réunion immédiate de la plaie est complète, sauf entre deux sutures médianes où s'est formé un petit abcès. On laisse encore les sutures. La diarrhée continue dans la journée, la malade va sous elle et on est obligé de la changer à quatre reprises différentes. En revanche la dyspnée a presque entièrement disparu. Pour tout aliment la malade a pris beaucoup de lait. Le soir à 6 h. 1/2 et à minuit piqûres de morphine.

Le 21. La malade a peu dormi ; soif toute la nuit. Le matin, bon état, peu de dyspnée. T. 36,8, diarrhée. On change le bandage de corps et les alèzes.

Dans la journée la malade absorbe trois assiettes de tapioca, il en résulte du malaise et de l'élévation de la température qui atteint le soir 38,9. Deux injections de morphine, 6 h. et minuit, ramènent le calme.

Le 22. Bon état général. T. 37,2. On enlève les sutures que l'on remplace par des bandelettes collodionnées. On s'aperçoit alors, en ehangeant le pansement que la malade porte au sacrum et empiétant surtout sur le côté gauche de la ligne médiane une eschare noire, large comme la paume de la main et paraissant très profonde. On recouvre cette eschare d'un large cataplasme. Encore une petite plaque de muguet.

Le 23. Nuit bonne. T. 37,4. La malade se soulève seule pour qu'on la change et demande à rentrer dans la salle commune. T. s., 37,2.

Le 24. A la suite d'une petite contrariété, mauvais état général pendant toute la journée. T. 39°. Peu à peu le calme renaît, et le décubitus latéral nécessité par la présence de l'eschare est fort bien supporté.

Le 25. Dix jonrs après l'opération, on la transporte dans la salle ; elle n'eprouve aucune souffrance, mais le soir la température monte à 39,2 et de nouveau le muguet apparaît à la face interne de la joue.

Les 26 et 27. Même état, un peu d'agitation : on panse l'eschare avec de la poudre de quinquina. La plaie abdominale, pansée tous les deux jours avec le Lister, va aussi bien que possible : la petite portion non réunie donne lieu à un léger écoulement séro-purulent.

Les 28 et 29. La température est redevenue normale. Les bandelettes collodionnées sont enlevées, la cicatrisation est en bonne voie ; seule l'eschare, maintenant détergée, reste à guérir.

1er février. Etat général excellent ; l'alimentation d'abord légère est maintenant plus abondante, les selles sont régulières et volontaires. On continue à panser la plaie du siège avec de la poudre de quinquina.

Le 8. La malade accuse aujourd'hui un violeut point de côté. On ne découvre rien à l'auscultation.

Le 9. Le point de côté a rétrocédé. Bon état général.

Le 12. Vingt-cinq jours après l'opération, la malade se lève pendant trois heures dans un fauteuil. La plaie abdominale est pansée tous les deux jours et l'eschare tous les jours.

Le 15. La malade reste levée pendant une grande partie de la journée et ne souffre aucunement de son siège.

Le 18. Elle marche, parcourt la salle et monte même les escaliers.

Le 20. Les forces reviennent rapidement, seule la plaie du sacrum retient la malade à l'hôpital.

Les règles ont disparu depuis l'opération.

*Examen macroscopique de la tumeur.* — C'est un cysto-épithéliome type, tel que l'on décrit MM. Malassez et Sinéty et Quénu dans sa thèse.

Les parois du kyste sont blanchâtres, assez épaisses en général; l'intérieur cloisonné en plusieurs poches renferme des liquides variés. Dans une de ces poches on trouve des paquets de cheveux blonds enmêlés, dont une partie sont collés à la paroi. On est donc en droit de supposer qu'il s'agit d'un kyste fœtal resté longtemps stationnaire et latent et s'étant compliqué, à un moment donné, de cysto-épithéliome. Les grandes loges renferment des kystes secondaires plus petits, contenant eux-mêmes des kystes tertiaires, etc., dans chacun desquels le liquide varie et de couleur et de consistance; ces caractères sont d'ailleurs classiques, nous n'y insisterons pas ici.

Bourré de crin et desséché, ce kyste conserve encore un volume égal à une tête d'adulte et présente une coloration rouge due à des arborisations vasculaires desséchées qui rappellent la vive inflammation dont sa surface était le siège lors de l'opération.

La malade parfaitement guérie sort de l'hôpital le samedi de Pâques, ne conservant plus au siège qu'une petite plaie de la grandeur d'une pièce de 2 fr.


## OBSERVATION II.

Kyste de l'ovaire. — Rupture spontanée du kyste et péritonite consécutive. — Ovariotomie en pleine péritonite aiguë. — Guérison. — Par MM. Laroyenne et Soller (Lyon médical, avril 1882).


Marie M..., couturière, 49 ans, demeurant à Lyon, entre le 20 septembre 1881 à l'hospice de la Charité, salle Sainte-Thérèse, n° 2.

Réglée à 10 ans, toujours normalement. A eu la fièvre typhoïde à 20 ans.

Six accouchements antérieurs et une fausse couche d'un mois et demi, il y a huit ans. Le premier accouchement eut lieu à l'âge de 18 ans, le dernier il y a douze ans. Tous les accouchements furent normaux, mais le quatrième et le sixième se compliquèrent de fièvre puerpérale.

Les règles ont toujours été normales jusqu'à il y a trois mois, époque depuis laquelle elle ne les a pas vues.

Il y a un an, la malade s'est aperçue que son ventre grossissait, pas plus à droite qu'à gauche ; du jour où elle a fait cette remarque, son ventre a augmenté si rapidement de volume qu'en huit jours il a acquis tout le développement qu'il présente au moment de l'entrée de la malade à l'hôpital ; depuis; il est toujours resté stationnaire.

Depuis dix-huit mois, la malade ressent de temps à autre des doulenrs de ventre, qui ont toujours été en augmentant d'intensité et de fréquence ; ces douleurs sont plus vives et presque constantes depuis trois mois, il y a huit jours surtout elles ont acquis une acuité considérable empêchant le sommeil et tout repos.

Au moment de l'entrée de la malade, voici ce que l'on constate : ventre très volumineux, arrondi, présentant une circonférence ombilicale de 120 centimètres et tous les signes classiques du kyste ovarien, sauf la fluctuation et la sensation du flot, qui ne se perçoivent pas bien nettement.

Etat général médiocre, perte des forces et de l'appétit, amaigrissement assez notable. Miction difficile et fréquente, ne se faisant que goutte à goutte ; selle normale, leucorrhée constante depuis deux ans. Tousse depuis une dizaine de jours.

21 septembre. Le lendemain de l'entrée de la malade, M. Laroyenne fait une ponction à gauche ; il retire un demi-litre d'un liquide filant et visqueux, blanc, clair et transparent ; la quantité qu'on en peut retirer est minime, car sa viscosité le laisse passer difficilement dans le mince trocart qui a servi pour faire la ponction.

Le 22. N'a pu dormir ; les douleurs abdominales sont toujours très vives, mais pas plus fortes cependant qu'avant la ponction. Léger mouvement fébrile. Temp. vag., 38,2. Pas d'appétit. Pas de nausées ni de vomissements.

Le 23. Même état que hier ; pas de vomissements.

Le 23. L'opération est décidée et faite immédiatement alors que la malade avait 38° de température vag. M. Laroyenne s'entoure auparavant de toutes les précautions antiseptiques usitées en pareil cas. Anesthésie à l'éther. Incision couche par couche des parois de l'abdomen.

Aussitôt le péritoine ouvert, il s'échappe de la cavité abdominale une grande quantité de liquide filant de même nature que celui de la ponction ; on constate alors que ce liquide provenait du kyste qui s'est rompu spontanément dans la cavité abdominale.

L'ouverture de la paroi kystique, par où s'échappe à flots le liquide

qui y est contenu, est large, irrégulière, et situé à la partie supérieure de la tumeur, au niveau du creux épigastrique ; l'orifice de la
ponction se retrouve à un tout autre endroit. La quantité de liquide
qui s'échappe, soit par la cavité abdominale, soit du kyste, peut être
évaluée à 5 ou 6 litres. Le kyste sort ensuite de lui-même, par suite
des efforts que fait la malade pour vomir ; il se présente sous la forme
d'une masse charnue assez consistante, du volume d'une tête d'adulte ;
c'est sur la paroi interne du kyste, assez friable, qu'on trouve implan-
tées une grande quantité de masses charnues. On pince le pédicule de
la tumeur, et on y fait une double ligature très serrée au moyen d'un
fil de soie cirée.

Depuis l'issue de la masse kystique jusqu'à la fin de l'opération, des
anses intestinales sortent à chaque instant, et on a toutes les peines du
monde à les retenir dans la cavité abdominale, à cause des efforts incessants que fait la malade pour vomir. Toutes ces anses intestinales
qu'on découvre présentent les signes d'une péritonite aiguë.

Elles sont injectées, très rouges et parsemées de granulations. Le
reste du liquide kystique, occupant le bas-fond péritonéal qui recouvre
l'utérus et la vessie, finit par sortir mélangé à une grande quantité de
grumeaux albumineux et de liquide blanchâtre caractéristique de la péritonite. Le doigt, introduit dans la cavité abdominale, sent que le péritoine recouvrant les organes pelviens est induré, épaissi, granuleux.
Par la pression on en fait sortir tous les liquides, puis on introduit
successivement une grande quantité d'éponges fines attachées à un fil
par lesquelles on les retire jusqu'à ce que l'éponge sorte propre. A ce
propos, M. Laroyenne nous faisait remarquer combien l'éponge était
brillante à sa sortie de l'abdomen, et il insistait particulièrement sur ce
point, que la toilette du péritoine ne pouvait être complète, et qu'on ne
devait s'arrêter que lorsque l'éponge sortirait dépourvue de tout reflet
brillant. De cette façon, il arrive à laver complètement la cavité péritonéale en haut, et surtout en bas, et à la débarrasser complètement de
ses produits inflammatoires. Puis, au moyen d'un gros trocart courbe,
introduit dans une cavité pelvienne, M. Laroyenne fait deux ouvertures
dans le cul-de-sac postérieur du vagin, ouvertures par lesquelles il fait
passer un gros drain de 8 millimètres de diamètre, dont la partie
moyenne se trouve à cheval dans la cavité péritonéale, et les deux extrémités passent par la vulve (à côté du) à travers le vagin.

Le pédicule étant laissé libre dans la cavité, on obture complètement la plaie abdominale, d'abord par une suture enchevillée (sondes en cire) pour le péritoine, ensuite par de nombreux points de suture en catgut pour la peau. Pansement de Lister et linge phéniqué à la vulve.

Le soir, la malade va bien et ne ressent que de légers tiraillements dans le ventre. Langue bonne. La température est montée à 38°8. On fait un tiers de seringue d'injection morphinée 0,60/30 pour le repos absolu de l'intestin.

Le 25 septembre. Ne se plaint absolument d'aucune douleur. La température est redescendue ce matin à 37°8. Respiration facile. Ne souffre absolument que quand elle tousse.

Pas de nausées, pas de vomissements.

26. Même état, ne se plaint pas du tout du ventre. Depuis l'opération, il s'écoule par le drain une quantité de grumeaux albumineux, et un peu de sérosité épaisse et blanchâtre.

Le 27. A partir d'aujourd'hui, on nourrit la malade avec du bouillon américain.

1ᵉʳ octobre. La température est montée hier soir à 39°, et s'est maintenue ce matin au même degré. A passé une mauvaise nuit, souffrant beaucoup du ventre sous l'influence de la toux qui a augmenté.

Devant ces symptômes, M. Laroyenne s'est décidé à enlever le drain, par lequel d'ailleurs il ne sort presque plus rien. Il fait au préalable une irrigation phéniquée du vagin pour nettoyer la partie du drain qui doit repasser par la cavité péritonéale. Nouveau lavage phéniqué après l'ablation du drain. On enlève de même les deux sondes formant la suture enchevillée. Réunion complète par première intention. La malade se trouve immédiatement soulagée.

Le soir, la malade va beaucoup mieux, les accès de toux ne font plus aussi mal au ventre.

Le 2. Va bien. Langue bonne. La température est redescendue à 38°2. La malade n'est pas allée du ventre depuis l'opération ; on lui fait prendre un lavement avec 30 grammes de sulfate de soude.

Le 3. Diarrhée abondante amenée par la purgation ; sous son influence la température est remontée hier soir à 39°,3. Irrigation phéniquée du vagin, l'eau ressort à peu près pure.

Le 5. Va tout à fait bien. Plus de pansement, la plaie abdominale étant cicatrisée par première intention. Mange beaucoup.

Le 8. Sort complètement guérie.

« Cette observation, intéressante à tous les points de
vue, présente plus d'un utile enseignement, tant à cause
du diagnostic de la rupture d'un kyste, qu'a cause des
indications opératoires et du succès qu'on peut retirer
de l'ovariotomie même dans les cas de péritonite.

A propos du diagnostic, nous voulons simplement
faire ressortir combien est parfois difficile le cas de
rupture d'un kyste. Dans ce cas, en effet, la complication ne s'est pas annoncée par ces signes caractéristi-
ques qu'a décrits Nepveu dans les *Annales de gynécologie
de* 1875 : la malade n'a pas éprouvé cette sensation bi-
zarre et particulière survenant d'une manière subite et
revêtant de suite le caractère d'une douleur excessivement intense ; ici, au contraire, les douleurs ont été en
augmentant peu à peu, à tel point qu'on ne saurait pré-
ciser le moment où cet accident a eu lieu ; quoi qu'il en
soit, la déchirure des parois kystiques a d'abord dû
être très petite et s'agrandir peu à peu, soit sous l'influence des efforts de la malade, soit aussi peut-être par
suite de la ponction faite par l'aspirateur Potain, sans
cela on ne pourrait s'expliquer le défaut, non seulement
de la douleur subite et aiguë qu'on rencontre en pareil
cas, mais encore l'absence d'une péritonite suraiguë
ayant entraîné rapidement la mort de notre malade.
Nous ferons remarquer en outre, que le diagnostic de
cette rupture était d'autant plus difficile à faire que la
plupart des signes de la péritonite manquaient absolument : nous n'avions ici, en effet, ni nausées, ni vomissements, ni facies grippé, mais seulement une fièvre

modérée et une gêne respiratoire qu'on pouvait parfaitement attribuer au volume exagéré de la tumeur.

On voit donc combien parfois la rupture d'un kyste peut passer inaperçue et comme aussi la péritonite même aiguë peut revêtir une forme insidieuse, peu en rapport avec les lésions anatomo-pathologiques de la séreuse. »

OBSERVATION III.

Kyste multiloculaire de l'ovaire droit compliqué de péritonite suppurée.<br>(Péan, Mémoire 1867).

M<sup>me</sup> Damange, âgée de 38 ans, brune châtain, d'une taille au-dessous de la moyenne, d'un tempérament bilieux, d'une constitution délicate, ayant eu sept enfants, dont le dernier est âgé de 3 ou 4 ans, avait reconnu depuis dix-huit mois la présence d'une tumeur située dans l'abdomen ; lorsque je fus appelé auprès d'elle, la menstruation était suspendue depuis cinq mois.

Au début, l'affection s'était manifestée par le développement du ventre qui s'était d'abord accompli assez lentement, et par l'apparition, à diverses reprises, de douleurs abdominales atroces, accompagnées parfois de vomissements.

Tous ces symptômes s'étaient singulièrement aggravés, et le volume du ventre s'était considérablement accru, depuis quatre mois, sous l'influence d'un traitement électrique, par l'acupuncture, subi avec la plus courageuse persistance par la malade. Chaque séance d'électricité donnait lieu à des accidents terribles : douleurs atroces, vomissements, prostration extrême.

Quand je fus appelé près de cette malade, alitée depuis deux jours, elle était en proie à tous les symptômes d'une péritonite des plus intenses : face grippée, pouls filiforme et impossible à compter ; tympanite, douleurs violentes, vomissements verts, sécheresse de la peau, refroidissement des extrémités.

Tous ces accidents étaient brusquement survenus à la suite de la der-

nière séance d'acupuncture électrique dans les parois du kyste; la malade était depuis trente-six heures dans cet état; le volume du ventre
était énorme (le kyste qui le remplissait contenait trente litres de liquide, et il y avait une tympanite intense).

Les membres inférieurs étaient œdématiés, et la bouffissure de la
face témoignait d'un état anémique parvenu à son dernier degré.

La distension du ventre s'étendait jusque dans la région thoracique;
la dyspnée était extrême.

La surface du ventre présentait des bosselures indiquant qu'il y avait
grand nombre de poches dans la tumeur; la fluctuation était facile à
percevoir; mais elle se limitait à chacune de ces bosselures, ainsi que
le frémissement ondulatoire. La matité était généralisée et se percevait
partout, sauf à la région épigastrique et aux lombes, où la sonorité
était évidente.

Au toucher, l'utérus, un peu abaissé et porté à gauche, semblait
cloué dans la cavité pelvienne, qui était remplie par la tumeur; le
rectum et la vessie étaient aplatis contre les parois du bassin; depuis
longtemps la constipation était opiniâtre, et la malade était tourmentée
de l'envie incessante d'uriner.

Les commémoratifs donnaient à penser que l'ovaire droit était le
siège de la tumeur, et la nature des douleurs que la malade avait
éprouvées pouvait faire craindre avec trop de raison l'existence d'adhérences nombreuses. Mais ce qui était grave surtout, c'est que les
symptômes locaux et généraux établissaient clairement la présomption
d'une péritonite suppurée; certaines parties violemment enflammées de
cette énorme tumeur avaient dû s'ouvrir dans la cavité péritonéale.

La mort était imminente.

L'opération fut résolue sur l'heure, le moindre délai pouvant tuer la
malade.

Je fus assisté dans l'opération de MM. les docteurs Ordonez, Hédouin,
Saurel et Costalès.

Le chloroforme ayant été appliqué avec les plus grands ménagements,
je pratiquai sur la ligne médiane une incision étendue du milieu de
l'intervalle qui sépare l'épigastre de l'ombilic jusqu'au pubis. La division
successive des couches effectuée, suivant les règles, l'ouverture du
péritoine sur la sonde cannelée donna issue à plusieurs litres de pus
épais, visqueux, mélangé de sérosité, contenu dans la cavité péritonéale;
en même temps que paraissait, entre les bords de l'incision, la paroi

antérieure du kyste qui n'était recouverte par aucune portion de l'épiploon.

Plus de vingt ponctions séparées furent faites successivement dans les différentes bosselures accessibles; toutes les cavités contenaient des liquides différents d'aspect et de nature : sérosité sanguinolente, sang altéré, plus ou moins fétide, verdâtre, alliacé.

A ce moment, il fut permis de constater que la péritonite suppurée était due à l'ouverture d'une de ces poches dans la cavité péritonéale. Vu l'énorme volume de la tumeur, l'étendue des désordres, la complication des manœuvres, il fut impossible, malgré toutes les précautions, de ponctionner un si grand nombre de loges, sans qu'une certaine portion du liquide s'écoulât dans la cavité abdominale,

Lorsque la majeure partie des poches fut vidée, on put constater quelles nombreuses adhérences le kyste avait contractées : en avant, avec le péritoine pariétal ; à droite, avec le grand épiploon, en haut et en arrière, avec les intestins.

La rupture de ces adhérences, qui nécessita l'emploi d'un grand nombre de ligatures, fut effectuée en partie avec le doigt, en partie avec le bistouri.

En raison de la structure et du nombre considérable de poches qu'il avait été impossible de vider (certaines d'entre elles contenaient un liquide si épais, si dense, si visqueux, qu'il était impossible qu'il s'écoulât à travers la canule du trocart), le volume de la tumeur était encore énorme et il fallut, pour rendre l'extraction possible, prolonger la partie supérieure de l'incision presque jusqu'à l'appendice xiphoïde.

La tumeur ramenée au dehors, on se fera une idée de la difficulté qu'il y avait seulement à manier et à maintenir une masse de cette nature et d'un pareil volume en considérant que le poids de la partie excisée après l'évacuation de la quantité considérable de liquide à laquelle les différentes ponctions avaient donné issue, était encore de 13 kilog.

Le pédicule était très court, mais il n'était pas très volumineux; il fut étranglé dans un lien très fort et serré énergiquement, puis la tumeur fut excisée. Lorsque le clamp eut été posé, je procédai, avec le plus grand soin, au nettoyage des parties, je débarrassai en l'épongeant minutieu-tieusement, la cavité péritonéale des liquides, pus et sang mélangés, de sérosité, dont elle était encore en partie remplie ; je nettoyai les anses intestinales qui avaient déjà commencé à se vasculariser, j'ouvris un petit kyste développé dans l'ovaire gauche, puis je procédai à l'occlusion de la plaie après avoir acquis la certitude que pas une goutte des liquides épanchés n'était laissée dans l'abdomen.

Le pédicule, dont la surface de section fut cautérisée avec le perchlorure, fut amené dans l'angle inférieur de la plaie les ligatures portées à l'intérieur furent renfermées dans l'abdomen ; les ligatures antérieures furent seules ramenées en dehors, et la plaie fut fermée dans toute son étendue, par une suture composée de neuf anses métalliques, entre les quelles quelques épingles furent appliquées avec la suture entortillée sur les points où il y avait écartement des lèvres de la plaie; la suture à anse comprenait une portion du péritoine pariétal en même temps que toute l'épaisseur de la paroi abdominale qu'elle traversait de chaque côté, à une assez grande distance des bords de la plaie.

L'application sur la place d'une compresse imbibée d'eau, et l'établissement à l'aide de serviettes maintenues par un bandage de corps, d'une compression latérale, constituèrent tout le pansement.

L'opération avait duré deux heures.

La malade n'était pas trop fatiguée ; elle avait d'ailleurs assez bien supporté le chloroforme et avait eu peu de vomissements.

Le premier jour, elle eut beaucoup moins de vomissements verdâtres, dès le soir, le pouls était meilleur et battait encore 150, mais il était encore plus plein et il était facile de le compter, d'ailleurs, jusqu'au neuvième jour, il ne descendit jamais au-dessous de 120. et il ne décrut régulièrement qu'à partir de ce moment. L'état dans lequel la malade se trouvait avant l'opération devait faire pressentir que le retour au mieux s'effectuerait avec une grande lenteur. Dès le soir du premier jour, en même temps qu'il y avait à constater dans l'état du pouls une sensible amélioration, la face était meilleure, moins grippée; les douleurs du ventre avaient disparu, il y avait moins d'agitation, et la dyspnée avait diminué.

La vessie fut vidée avec la sonde, et, le lendemain seulement, il fallut encore employer le même moyen.

Le deuxième jour, la malade avait passé une nuit assez calme, le ventre était moins sensible ; il n'y avait plus de vomissements, l'état général était aussi satisfaisant que possible, elle put prendre des bouillons, en même temps qu'elle continuait les boissons stimulantes ; qui avaient été prescrites : thé ou rhum.

Il y avait un peu de météorisme, le ventre fut collodionné dans toute s)n étendue et pour vaincre la constipation, on eut recours à l'emploi d'un lavement purgatif.

Le troisième jour, l'abdomen s'était gonflé considérablement; les épingles et la suture entortillée furent enlevées, puis, pour éviter les déchirures qu'eût entraînées le ballonnement du ventre, je transformai la suture métallique à anse en suture enchevillée, par le procédé que j'ai décrit dans l'observation précédente.

La tympanite, qui s'était ainsi rapidement développée, avait amené une gêne assez considérable de la circulation et de la respiration; la malade était agitée; elle avait les pommettes colorées ; elle se plaignait de coliques, de borborygmes; il n'y avait pas eu de vomissements, mais elle avait éprouvé des nausées, que l'eau glacée calma promptement, et elle avait des éructations fréquentes. Je fis relever la tête de la malade; des applications de glace furent faites sur le ventre, et on continua, contre la constipation, l'emploi des lavemnnts purgatifs.

Malgré cette tympanite, qui fatigua un peu la malade jusqu'au sixième jour, elle continua à prendre des bouillons, des potages; le sommeil était assez bon.

L'aspect de la plaie, qui était pansée avec l'eau alcoolisée, était satisfaisant; la suppuration était peu considérable; de bon aspect, sans odeur ; le quatrième jour, un peu de sérosité légèrement opaque et semblant provenir de la cavité péritonéale, suinta autour du pédicule; ce fait n'eut d'ailleurs aucune importance.

Le cinquième jour, quelques-uns des points de suture semblèrent s'enflammer sous l'effort de d'stension des parties; ils furent le point de départ de quelques abcès sans gravité qui durent être ouverts plus tard.

Le sixième jour, la tympanite était considérablement diminuée ; l'état général était bien meilleur; l'emploie de la glace à l'extérieur fut supprimé; la malade prit et digéra très bien quelques aliments solides. Ce jour-là reparurent les règles qui coulèrent normalement pendant le temps habituel et, dès ce moment, la menstruation se trouva parfaitement rétablie.

La suture métallique fut remplacée, le septième jour, par une suture sèche, à l'aide de rubans collodionnés.

Le neuvième jour, le clamp tomba et la suppuration qui avait été aussi peu abondante que possible et toujours de bonne nature diminua encore. A partir de ce moment, il se manifesta une amélioration considérable, et la malade marcha rapidement vers la convalescence. Le pouls tomba à 100, l'appétit devient meilleur.

Le dixième jour, la constipation disparut et l'on put suspendre l'emploi des évacuants.

Le douzième jour, le pouls était à 80; l'appétit était bon, le sommeil satisfaisant; l'état général ne laissait rien à désirer. La plaie était réunie dans les trois quarts de son étendue; la sérosité qui s'écoulait depuis le quatrième jour, au niveau du pédicule par un orifice, maintenu à dessein ouvert à l'aide d'une sonde en caoutchouc, était tarie complètement.

Rien ne compliqua plus la marche de la maladie vers un rétablissement complet, et nous insistâmes encore sur le régime alimentaire conçu pendant toute la durée du traitement en vue surtout de l'importance qu'il y avait à soutenir les forces.

A partie du quinzième jour, l'opérée se leva et put faire quelques pas dans sa chambre.

Le dix-septième jour, sauf quelques points qui suppuraient encore à l'angle inférieur de la plaie, elle était complètement cicatrisée et la cicatrice linéaire était réduite à peine à la moitié de la longueur de l'ouverture.

Le dix-huitième jour, aucune considération n'eut de prise sur la malade, et rien ne put l'empêcher de sortir; elle se promena pendant trois heures en voiture.

Quelques jours après la guérison était complète; la cicatrice linéaire dans toute son étendue présentait seulement une dépression à son extrémité inférieure.

Lorsque cette opérée fut présentée à l'Académie de Médecine plusieurs des membres illustres qui composent cette société voulurent bien s'assurer que l'état local et l'état général ne laissaient rien à désirer. Aujourd'hui elle a repris de l'embonpoint, et elle continue à jouir d'une parfaite santé.

La tumeur, examinée après l'opération, était formée par une masse énorme de 13 kilog. composée de plusieurs grandes loges et d'une infinité de poches de grandeurs différentes; la plus considérable avait le volume d'une tête d'enfant. Toute sa masse était criblée de myriades de petits kystes ayant la grosseur d'une tête d'épingle.

Les parois de cette tumeur étaient d'épaisseur variable; elles étaient formées par un tissu résistant, criant sous le sclalpel, et très vasculaires, sillonnées par un réseau de vaisseaux artériels et veineux, composé de gros troncs ramifiés à la surface de la tumeur; quelques-uns de ces vaisseaux s'étaient rompus et avaient rempli certaines loges du kyste de sang altéré et mélangé à d'autres liquides. L'ovaire était perdu dans la masse du kyste; la trompe, considérablement hypertrophiée, entourait la tumeur.

L'examen microscopique de la tumeur, fait immédiatement par M. le docteur Ordonez, en ma présence, démontra que la paroi externe du kyste était composée d'une couche fibreuse d'enveloppe tout à fait analogue à celle de l'observation précédente. A la partie interne, existait une deuxième couche fibreuse de laquelle partait une quantité considérable de bandelettes fibreuses dont l'adossement et la réunion constituaient les cloisons des nombreuses loges situées à l'intérieur de la masse principale. Le nombre de ces cavités kystiques était incalculable. Leur volume variait depuis celui d'une tête d'épingle jusqu'à celui d'une tête d'enfant. Le contenu de ces kystes était très variable; les uns renfermaient un liquide clair et limpide comme l'eau de roche; d'autres un liquide épais, gluant, incolore; d'autres un liquide filant et jaunâtre; d'autres un liquide couleur chocolat, d'autres enfin un liquide purulent. Ceux à liquide clair contenaient une faible proportion d'albumine; dans ceux à liquide chocolat on trouvait en outre une quantité considérable de globules sanguins à différents états de décomposition; enfin les leucocites abondaient dans ceux qui avaient un aspect purulent.

Parmi les kystes les plus petits, on en distinguait deux variétés principales : ceux de la première étaient constitués par une paroi propre, mince, formée de tissu fibrillaire et parcourue par un réseau sanguin, plus ou moins riche; leur contenu était très fluide, transparent et complètement incolore; ceux de la seconde étaient également constitués par une paroi propre formée de tissu fibrillaire, et entourés d'un réseau sanguin très riche, mais leur contenu était différent des précédents; pour bien les étudier, il fallait prendre la loupe; alors on voyait un contenu granuleux qu'on vidait en le piquant avec des aiguilles à dissection. Examiné au microscope, ce contenu était formé de petites masses qui mesuraient de un à quatre dixièmes de millimètre et dont la forme était sphérique ou ovalaire. Ces petites masses étaient, les unes transparentes, d'autres finement granuleuses. L'application de l'alcool ou des acides rendait leurs granulations plus apparentes. Elles se dissolvaient complètement dans l'eau distillée chaude et dans l'ammoniaque.

Dans quelques-uns des kystes on trouvait des noyaux d'aspect mélanique qui étaient formés par une acumulation d'éléments fibro-plastiques mélangés à de la fibrine et à des globules de sang décomposé qui donnaient la coloration noire.

Certaines portions de la tumeur présentaient un aspect lardacé analogue au stroma de l'ovaire. Elles étaient composées par une trame fibreuse ; on y trouvait également quelques leucocites et un peu d'albumine reconnaissable aux réactifs.

Dans le grand kyste, la couche épithéliale ne formait pas une couche continue, et sa présence n'était reconnaissable que dans un certain point où l'on voyait des groupes de huit à douze cellules dont l'apparence même ne présentait pas d'uniformité, puisque, à côté de cellules pavimenteuses, on en trouvait d'autres prismatiques avec ou [sans cils vibratiles.

*Remarques.* — Il est inutile d'insister sur ce point, que la malade n'était pas dans les conditions les mieux faites pour assurer le succès de l'opération, puisque sa situation était telle, que ceux qui ont écrit sur la matière, déclarent que l'opération n'est pas faisable lorsqu'il existe de si graves complications.

Quant aux conditions hygiéniques du milieu dans lequel fut appliqué le traitement, elles étaient déplorables. La chambre occupée par la malade était à peine assez grande pour que les confrères qui m'assistèrent pendant l'opération et moi, nous eussions la liberté de nos mouvements. Placée au deuxième étage d'un hôtel meublé de second ordre, elle était contiguë à l'escalier qui servait de dégagement à des odeurs de toutes sortes. Cet hôtel n'était habité que par la classe ouvrière.

### Observation IV.

**Kyste dermoïde de l'ovaire.** — Ponction exploratrice; péritonite suraiguë. — Ovariotomie; guérison. — Par Zweifel (Centralblat für
Gynækology, février 1883; traduit par H. Chaput, interne des hôpitaux).

M. St., servante, 24 ans. En 1879, constipation opiniâtre et violentes
douleurs dans le côté gauche du corps; la malade accuse alors une
augmentation de volume de son abdomen. Le ventre augmente considérablement depuis l'automne 1882 jusqu'à son entrée à la clinique.
Tumeur grosse comme une tête d'homme; grande circonférence du
ventre : 0,80.

Ondulation nette de la tumeur, qui est tendue, élastique et lisse.
Elle s'étend à gauche à deux travers de doigt et à droite à quatre
travers de doigt des côtes. A gauche violentes douleurs au-dessous de
l'ombilic, mobilité médiocre.

Le 15 janvier, ponction avec l'aspirateur Potain; on se sert d'une
aiguille de $2^{mm}$ 1/2, un pus crémeux et granuleux sort par la canule.
L'examen microscopique n'y démontre que de la graisse. On diagnostique
*kyste dermoïde.*

Déjà, pendant l'aspiration, la malade se mit à crier tout à coup et à
se plaindre de violentes douleurs dans le ventre. Dix minutes après,
elle était très mal, pâlissait et commençait à vomir. Les douleurs continuaient dans l'abdomen et les reins au point qu'on ne pouvait toucher
l'abdomen sans arracher des cris. Pouls petit et lent.

On diagnostiqua l'entrée des liquides dans le péritoine et on prépara
aussitôt l'ovariotomie qui fut faite deux heures après avec toutes les
précautions antiseptiques.

La malade guérit d'ailleurs parfaitement.

### Observation V.

**Rupture d'un kyste de l'ovaire.** — Péritonite aiguë. — Ovariotomie. —
Par Keith (The Lancet, 1877).

Jeune femme atteinte d'un kyste de l'ovaire à évolution rapide. Etat
général assez mauvais; frottements péritonéaux manifestes. L'opération

à bref délai est décidée. Marche prolongée, fatigue, abattement consécutif.

Tout à coup la tumeur diminue de volume et de résistance; les frottements cessent d'être perçus. Bientôt fluctuation superficielle à la région hypogastrique. On ponctionne à ce niveau  et l'on obtient un liquide qui, par le repos, se divise en deux couches, l'une claire (liquide péritonéal), l'autre trouble et chocolat (liquide du kyste). Pas de douleurs ni de symptômes généraux pendant trente heures, puis apparition d'une péritonite aiguë putride. Etat des plus graves pendant huit jours.

A cette époque, dixième jour après la rupture du kyste, on perçoit de la sonorité au centre de la tumeur. On diagnostiqua une suppuration gangreneuse du kyste, et l'on procéda séance tenante à l'opération.

Gaz, sang putréfié, détritus gangreneux à l'intérieur du kyste qui n'a d'adhérences qu'en avant et avec l'intestin. Au moment où on le détacha de l'excavation pelvienne un flot de pus gangreneux envahit la cavité péritonéale. On reconnaît l'existence d'une poche péritonéale suppurante occupant toute l'excavation du bassin. Toilette du péritoine, lavage avec l'acide phénique. Suture des parois abdominales avec drain à l'angle inférieur de la plaie.

Les suites de l'opération furent tout d'abord des plus mauvaise. Vers le cinquième jour l'état s'améliora, mais il se forma une poche fluctuante derrière la paroi abdominale antérieure. Elle s'ouvrit dans le péritoine le vingt-huitième jour. Pendant quarante-huit heures la mort fut imminente, mais enfin la malade se rétablit et sortit guérie, deux mois et demi après la rupture du kyste.

L'auteur rappelle plusieurs cas analogues où il a opéré avec le même succès.


OBSERVATION VI.

Kyste de l'ovaire. — Ponction. — Péritonite. — Ovariotomie. — Guérison.
Par le D<sup>r</sup> Emmet (Amer. j. of obst., vol. XI).


Le D<sup>r</sup> Emmet rapporte (Soc. de gyn.) un cas de kyste de l'ovaire et cherche à montrer la difficulté qui existe quelquefois pour établir le diagnostic différentiel entre une tumeur de l'ovaire et un fibro-cystome de l'utérus.

A la suite d'un premier examen, Emmet considéra la tumeur comme une tumeur ovarienne.

La malade s'étant fait examiner par un chirurgien célèbre, celui-ci la considéra comme une tumeur fibreuse, aussi donna-t-il de fortes doses d'ergot, ce qui donna lieu à une péritonite.

Le D<sup>r</sup> Emmet fit remarquer, en passant, qu'il a vu trois cas dans lesquels l'ergot fut administré à fortes doses et qui furent suivis de péritonite.

La malade reçut le conseil d'aller consulter le D<sup>r</sup> Peaslee, qui opéra pour une tumeur ovarienne.

Tel fut aussi l'avis du D<sup>r</sup> G. Thomas qui la vit le même jour. On put extraire par la ponstion une certaine quantité de liquide qui se prit en gelée en refroidissant. Au microscope, le D<sup>r</sup> Drysdale, de Philadelphie, n'y trouva pas de cellules ovariennes; Peaslee non plus. Hunter et Maxwell crurent en voir.

Cependant, la malade s'affaiblissait de plus en plus, et le 8 décembre 1877, on jugea nécessaire de faire une ponction: il se déclara une inflammation violente du sac et Emmet fut obligé d'opérer la tumeur sur le champ.

Au moment de l'opération Peaslee, changea d'avis sur la nature de la tumeur et fut disposé à la considérer comme une tumeur fibreuse.

Les phénomènes septicémiques (blood poisonning) étaient alors très prononcés et depuis cinq jours la malade n'avait pas même retenu une gorgée de liquide.

L'utérus était considérablement augmenté de volume et les règles s'étaient montrées quinze jours avant l'opération, celle-ci fut pratiquée d'après les préceptes de Lister en présence du D<sup>r</sup> Robert.

Les adhérences étaient très prononcées et telles que pour atteindre la tumeur, on fut obligé de séparer le péritoine de la paroi abdominale. Enfin, on tomba sur la tumeur et il s'écoula un bassin et demi de pus d'une fétidité repoussante.

L'opération dura deux heures: au moment où on la commençait, il existait une péritonite aiguë, mais, fait des plus remarquables, à la fin le péritoine avait presque recouvré sa coloration normale:

L'écoulement du sang fut si peu considérable que la plaie put être immédiatement fermée.

Autre fait encore très remarquable: la malade, lorsqu'elle ne fut plus sous l'influence de l'éther, parut sortir de son sommeil naturel et put prendre un peu de nourriture. Tous les symptômes de septicémie avaient disparu.

Les pansements furent tous pratiqués sous le spray phéniqué. Le troisième jour, le pouls s'éleva à 130, 140. On enleva les pièces de pansement et on fit sortir environ 2 onces de liquide; on introduisit un tube à drainage, le pouls tomba à 95 et la température redevint normale.

A partir de ce jour, tout symptôme grave disparut. Au huitième jour la plaie était fermée et la convalescence commençait.

Considérant le diagnostic, Emmet conclut qu'il ne faut pas compter sur la présence des cellules ovariennes dans le liquide d'une ponction comme moyen infaillible de reconnaître la nature d'une tumeur abdominale.

OBSERVATION VII.

Kyste colloïde de l'ovaire. — Péritonite. — Ponction. — Ovariotomie· — Guérison. — Par le D<sup>r</sup> Gillettes (Amer. journ. of obst., vol. XII, p. 340).

On employa la méthode de Lister et la température ne s'éleva jamais au-dessus de 102° F.

Au moment de l'opération, la malade était atteinte d'une péritonite dont l'existence avait été révélée par une ponction faite quarante-huit heures auparavant.

La tumeur colloïde fut extraite, mais la plaie fut longtemps à se cicatriser, car sur divers points se produisirent de petites hémorrhagies.

Le D<sup>r</sup> Gillettes introduisit un tube à drainage et l'écoulement du liquide sanieux fut tellement abondant qu'il devint nécessaire de changer le pansement deux fois par jour; ce qui avait lieu sous le spray phéniqué. Suspectant l'existence de caillots sanguins dans le cul-de-sac de Douglas, la cavité du petit bassin fut lavée soigneusement et l'écoulement cessa aussitôt. La guérison fut rapide.

Le D<sup>r</sup> Gillettes n'attribue pas seulement le bon résultat de son opération à la méthode de Lister, car, dans le courant des neuf années précédentes, il avait pratiqué plusieurs fois la même opération sans drainage ni pansement phéniqué ; ce qui n'a pas empêché ses malades de guérir.

Nous devons la traduction de cette observation ainsi que celle de la précédente à l'obligeance de notre excellent ami le D<sup>r</sup> Lucas. Bien qu'elles rentrent dans notre cadre, nous regrettons néanmoins que la péritonite ne soit notée que par une simple affirmation, sans détail aucun sur l'état de la séreuse.

OBSERVATION VIII.

Ovariotomie pendant une péritonite suraiguë consécutive au traitement par aspiration. — Par le D<sup>r</sup> P. Mundé (Amer. Journ. of med. sciences, janvier 1878).

La malade dont il est question avait l'abdomen distendu par un kyste uniloculaire, volumineux. Pour remédier à la gène considérable que cette tumeur occasionnait, on résolut de faire une ponction avec l'aspirateur. Pendant six jours, l'état de la patiente fut satisfaisant ; mais, à partir de ce moment, la malade se plaignit de souffrir dans le bas-ventre, et un appareil fébrile intense se déclara ; dix jours après l'opération, la tumeur avait dépassé son volume primitif.

Bientôt les symptômes de péritonite et de suppuration du kyste s'accusèrent.

Comme dernière chance de salut, on offrit l'opération de l'ovariotomie. Elle fut faite sans accidents : on dut seulement détacher avec la main nombre d'adhérences de date récente. On dut aussi, à plusieurs reprises, relever les forces de la malade qui était très faible, et perdait connaissance sous le chloroforme : on parvint à la ranimer, en lui injectant sous la peau plusieurs seringues de Pravaz de whiskey, et enfin en lui faisant respirer du nitrite d'amyle ; utilisant ainsi contre la syncope les propriétés constantes pour le cœur de cet agent. La malade, à la suite de l'opération, se trouva beaucoup mieux, et on put espérer qu'elle allait guérir ; mais le septième jour, une rechute eut lieu et elle succomba.

Dans ce cas, l'issue funeste peut être attribuée à ce que l'on avait attendu à la dernière extrémité pour faire l'opération ; et encore est-il que l'on put croire un instant que la malade allait guérir.

### OBSERVATION IX.

Kyste de l'ovaire. -- Rupture. — Péritonite. — Ovariotomie. — Par Keit (Rev. Hayem, 1878).

Le matin du jour proposé pour l'ovariotomie, le kyste se creva: on fit cependant l'aspiration. La température s'éleva ; le pouls devint rapide; vomissements, douleurs, urines albumineuses, langue et lèvres sèches. Pendant dix jours, cet état grave persistait. Malgré l'état désespéré de la malade, l'opération fut faite ; et le kyste, dont les parois et le contenu étaient gangreneux et très fétides, fut extirpé. Les intestins baignaient dans une lymphe putride, et avaient contracté des adhérences ensemble et avec les parois du kyste. La cavité péritonéale fut lavée et détergée avec une solution phéniquée, un tube à drainage introduit, et les points de sutures appliqués. Pendant deux jours, les vomissements continuèrent, mais la temperature s'abaissa; et trois mois après, la malade était complètement guérie.

### OBSERVATION X.

Kyste de l'ovaire. — Grossesse de quatre mois. — Rupture du kyste. — Péritonite. — Ovariotomie. — Guérison. —Spencer Wells et H. Bateman (The Lancet, 1869) (résumée).

Le kyste, qui datait de 16 ans au moins, se rompit au quatrième mois d'une grossesse. Douleur très vive dans le ventre, sensibilité à la pression, dyspnée, fièvre, fréquence du pouls, langue d'un blanc sale ;

Spencer Wells, appelé en consultation, fut d'avis d'intervenir immédiatement.

La tumeur pesait 37 livres, le péritoine était très injecté, sans adhérences récentes.

Les deux premiers jours, la douleur persista: mais il n'y eut de vomissements que le sixième jour après une tentative d'alimentation trop
abondante. La plaie était cicatrisée le dix-neuvième jour, et le vingt-
huitième, la malade put quitter Londres pour Ramsgate.

Les auteurs terminent l'observation par les conclusions suivantes :

1° L'ovariotomie peut donc être pratiquée avec succès sur une femme
enceinte de quatre mois sans occasionner l'avortement.

2° Une péritonite récente consécutive à la rupture d'un kyste et à
l'épanchement dans l'abdomen du contenu de la tumeur, n'est pas une
contre-indication à l'opération.

3° Ni la grossesse ni la péritonite ne doivent empêcher l'ovariotomie
lorsque le chirurgien est un habile opérateur et que la malade est calme,
pleine de confiance, observant aveuglément les conseils du médecin.

OBSERVATION IX.

Péritonite compliquant un kyste de l'ovaire. Guérison après l'ovariotomie.
(Péan. Addition aux leçons cliniques, n° 367).

Une femme de 63 ans, 3 enfants dont le plus jeune a 20. Début 3
ans, poussées de péritonites partielles, qui, à plusieurs reprises, ont
mis en jeu la vie de la malade. Pas de ponction. Femme chargée d'embonpoint. Parois du ventre épaisses aussi prolonge-t-on l'incision au
dessus de l'ombilic. On tombe sur une péritonite généralisée ; le kyste
adhère au péritoine parietal et tout l'épiploon est rouge, éprissi,
charnu, adhèrent à l'intestin. Dès que l'incision est pratiquée sur le
péritoine, un liquide brunâtre, un peu filant, chargé de caillots fibrineux veillis, coule hors du ventre. Au premier examen on reconnait que
ce liquide est un mélange d'acide et de liquides kystiques ; la tumeur
s'était donc rompue spontanément avant l'opération, ce qui explique
assez l'état d'inflammation dans lequel elle se trouve. Par en haut de la
tumeur est coiffée par le grand épiploon, chroniquement enflammé et
très adhérent. Il forme un relief consipérable et on sent qu'il est distendu par une collection liquide. Cette collection est comprise entre la

face supérieure de la tumeur et l'insertion supérieure du grand épiploon ; elle est complètement empoisonnée par le feuillet séreux qui adhèrent seulement par ses bords, elle représente une péritonite enkystée typique. Six semaines après l'opération la guérison était definitive.

Dans ce cas, dont nous avons abrégé la relation, il existait, on le voit, en plus d'une péritonite généralisée récente, une péritonite enkystée ancienne et suppurée.

Observation XII.

(Péan. Annexe du tome III des leçons cliniques, u° 421).

Femme de 30 ans, réglée à 16 ans, mariée à 24. 2 enfants, une fausse couche, une ponction il y a trois semaines. 25 litres de liquide rougeàtre. Incision jusqu'à l'ombilic. Péritoine enflammée généralement ; à la surface grumeaux déposés. Ponction 9 litres. La tumeur émerge de l'épaisseur du ligament large gauche. Elle présentait un orifice comme à l'emporte-pièce qui avait laissé écouler du liquide dans le ventre : 20 litres d'acide roussâtre. Dans le fond de la tumeur une masse aréolaire de 10 kilogr. On l'en énuclée en sectionnant circulairement le feuillet séreux. Des lambeaux de celui-ci on forme un pédicule artificiel que l'on lie en 2 parties et que l'on réduit. Toilette du péritoine fort attentive. Durée 45 minutes. Guérison.

# CONCLUSIONS.

1° La péritonite aiguë généralisée peut compliquer les kystes de l'ovaire à la suite d'une ponction quelle qu'elle soit, exploratrice, évacuatrice, préalable, etc., ou bien en core à la suite d'une rupture spontanée ou provoquée, d'un traumatisme abdominal sans rupture, d'une grossesse, etc.

2° Cette péritonite évolue soit normalement, avec les symptômes ordinaires, soit souvent d'une façon insidieuse, dont il est utile d'être prévenu.

3° Elle est une indication d'une prompte intervention chirurgicale.

4° L'ovariotomie, pratiquée dans ces circonstances, a été le plus souvent suivie d'un succès presque inespéré.

5° L'ouverture de l'abdomen, dans certaines suppurations du péritoine, par exemple lorsque la péritonite complique un étranglement interne, ou que le diagnostic est impossible avec l'étranglement, n'a rien d'une témérité outrée.

Paris. — Typ. A. PARENT, A. DAVY succ[r], imprimeur de la Faculté de médecine, 52, rue Madame et rue Monsieur-le-Prince, 14

PUBLICATIONS DE LA LIBRAIRIE A. DELAHAYE ET É. LECROSNIER

ÉDITEURS.

CHARCOT, professeur à la Faculté de médecine de Paris, etc. **Leçons sur le système nerveux**, faites à la Salpêtrière, recueillies et publiées par le D<sup>r</sup> BOURNEVILLE, rédacteur en chef du *Progrès médical*. 3<sup>e</sup> édit. revue et augmentée. 2 vol. in-8 avec 50 fig. intercalées dans le texte et 21 planches, dont 15 en chromolithographie, 1880..................................... 28 fr.
    Cartonné............................................................ 30 fr.
CHARCOT, **Leçons sur les localisations dans les maladies du cerveau et de la moelle épinière**, faites à la Faculté de médecine de Paris; recueillies et publiées par les D<sup>rs</sup> BOURNEVILLE et BRISSAUD. 1 vol. in-8 avec 89 fig. intercalées dans le texte. 1878-80............................... 11 fr.
    Cartonné............................................................ 12 fr.
RICHER (Paul), ancien interne, lauréat des hôpitaux de Paris. **Études cliniques sur l'hystéro épilepsie ou grande hystérie**, précédées d'une lettre-préface de M. le professeur J.-M. Charcot. 1 vol. in-8 avec 105 fig. intercalées dans le texte et 9 gravures à l'eau forte 1881................... 19 fr.
    Cartonné............................................................ 20 fr.
LUYS, membre de l'Académie de médecine, médecin de la Salpêtrière, etc. **Traité clinique et pratique des maladies mentales.** 1 vol. in-8 avec 27 fig. intercalées dans le texte et 10 planches coloriées et photomicrographiques......................................................................... 17 fr.
    Cartonné............................................................ 18 fr.
GRASSET, professeur agrégé à la Faculté de médecine de Montpellier, etc. **Traité pratique des maladies du système nerveux.** 2<sup>e</sup> édit. 1 vol. in-8 avec 95 figures, intercalées dans le texte, et 10 planches en chromolithographie et photoglyptie 1880............................................... 25 fr.
GRASSET. **Des localisations dans les maladies cérébrales.** 3<sup>e</sup> édit. 1 vol. in-8 avec 8 figures dans le texte et 6 planches. 1880................ 9 fr.
BOURNEVILLE et P. RENARD. **Iconographie photographique de la Salpêtrière** (service de M. le professeur Charcot). Tome 1<sup>er</sup>. **Hystéro-épilepsie. Attaques.** 1 vol. petit in-4 avec 40 photographies 1878. Broché.... 30 fr.
    Relié en demi-chagrin rouge, doré en tête, non rogné avec coins..... 36 fr.
    Tome II **Épilepsie partielle. Hystéro-épilepsie. De l'hystérie dans l'histoire.** 1 vol. petit in-4 avec 89 photographies. 1878............. 30 fr.
    Relié............................................................... 36 fr.
    Tome III **Du sommeil, du somnambulisme, du magnétisme, des zones hystérogènes chez les hystériques.** 1 vol. petit in-4 avec 20 photographies, 1881............................................................ 30 fr.
    Relié............................................................... 36 fr.
BOURNEVILLE, rédacteur en chef du *Progrès médical*, **Recherches cliniques et thérapeutiques sur l'épilepsie et l'hystérie.** Compte rendu des observations recueillies à la Salpêtrière de 1873 à 1876. 1 vol. in-8 avec 3 planches. 1876.................................................... 4 fr.
GRIESINGER, professeur de clinique médicale et de médecine mentale à l'Université de Berlin. **Des maladies mentales et de leur traitement.** Ouvrage traduit de l'allemand sous les yeux de l'auteur par le D<sup>r</sup> DOUMIC accompagné de notes par M. le D<sup>r</sup> BAILLARGER médecin de la Salpêtrière, membre de l'Académie de médecine. 1 vol. in-8. 1868.................. 9 fr
FABRE, professeur de clinique interne, etc. **Les relations pathogéniques des troubles nerveux**, ou les troubles nerveux étudiés dans leurs rapports réciproques de causes à effet avec les autres phénomènes morbides. Leçons recueillies par le D<sup>r</sup> AUDIBERT. 1 vol. in-8 1880.................... 8 fr.
DURET, aide d'anatomie à la Faculté de médecine de Paris, etc. **Études expérimentales et cliniques sur les traumatismes cérébraux.** Tome 1 1 vol. in-8 avec 88 figures dans le texte, et 10 planches dont 8 en chromolithographie. 1878................................................... 15 fr.
LEGRAND DU SAULE **Étude médico-légale sur les testaments contestés pour cause de folie.** 1 vol. in-8. 1877.............................. 9 fr.
LEGRAND DU SAULLE **Étude médico légale sur l'interdiction des aliénés et sur le conseil judiciaire;** suivie de recherches sur la situation juridique des fous et des incapables à l'époque romaine. 1 vol. in-8. 1880................................................................... 8 fr.
LEGRAND DU SAULLE. **Étude médico-légale sur les épileptiques.** 1 vol in-8. 1877.................................................... 4 fr. 50